RÉTRÉCISSEMENTS DE L'URÈTHRE,

L'ÉTAT DE LA SCIENCE DÉVOILÉ

A L'OCCASION D'UN

NOUVEAU PROCÉDÉ FÉROCE

AVEC UN

COURT MÉMOIRE POUR SERVIR D'ANTIDOTE.

RÉTRÉCISSEMENTS DE L'URÈTHRE.

L'ÉTAT DE LA SCIENCE DÉVOILÉ

A L'OCCASION D'UN

NOUVEAU PROCÉDÉ FÉROCE

AVEC UN COURT MÉMOIRE

POUR SERVIR D'ANTIDOTE

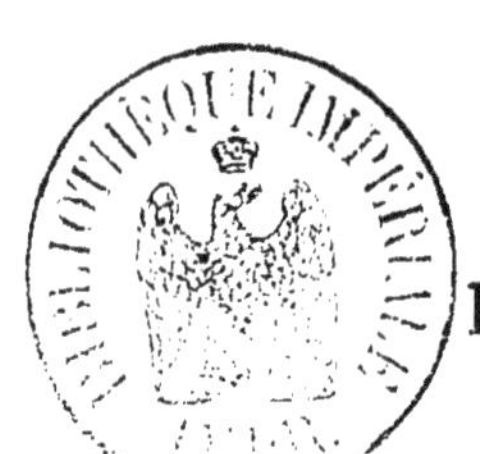

Par M. le Baron HEURTELOUP,

Docteur en Médecine de la Faculté de Paris,
Chevalier de la Légion-d'Honneur,
des Ordres de Saint-Wladimir et de Saint-Stanislas (2e classe) de Russie,
Auteur reconnu, par l'Académie des Sciences,
des procédés généralement employés pour broyer les pierres dans la vessie,
et d'autres procédés plus parfaits, encore inédits, et maintenant au concours.

PARIS

LABÉ, ÉDITEUR, LIBRAIRE DE LA FACULTÉ DE MÉDECINE,
place de l'Ecole de Médecine.

1855.

ALLOCUTION DU COMMENCEMENT.

Ne va pas, ô lecteur ! dire, en lisant ce petit livre,
Oh mon Dieu ! mais ce docteur est bien méchant. Je
vois dans tes yeux que tu as trop d'esprit pour te trom-
per et trop de justice pour me juger sans raison. Lis
donc le livre qui précède celui-ci, il te donnera la clef de
ce qui se passe ; tu y verras qu'en outre de la découverte
que j'ai encore faite d'un nouveau moyen de guérir que
je ne publie pas pour cause de dangers auxquels la bon-
homie et ton inexpérience t'empêchent de croire, j'ai
fait une autre découverte, c'est que les grandes routes de
la science n'étaient pas sûres, et qu'il fallait faire la
guerre aux gens qui se substantent par la rapine.

Or, de ces gens-là, cher lecteur, l'espèce est nombreuse, et si je m'amusais à parlementer avec chacun
d'eux, je remplirais d'abord leur désir et je n'en finirais
jamais. C'est pour cela que je me suis armé de la palette
du ridicule, la seule palette à leur opposer, et que si je
rencontre un de ces mécréans, je le mets, si je puis, in-
continent à bas.

Tu conçois bien que si feu Hercule, dont je suis une
bien faible image, et auquel je ne ressemble que par la
hideur (1) des bêtes à détruire, avait fait ses douze travaux à la fois, il eût succombé, et que s'il n'eût bien
abattu l'hydre de Lerne, elle fût venu le prendre à la
culotte pendant qu'il faisait face au lion de Némée. C'est
un inconvénient que j'ai voulu éviter, et c'est pour cela
que, lorsque je rencontre une hydre quelconque, je lui
coupe ses têtes bel et bien, afin qu'elles ne repoussent

---

(1) Pour éviter les fausses interprétations, je dois dire que je parle
ici au moral et en général, et nullement au physique et en particulier.

pas. Je tiens à mes culottes, et je te conseille d'en faire autant, cela empêche les rhumes.

Mais laissons cette figure, qui laisse entrevoir ce qu'il faut toujours cacher, et parlons sérieusement.

Sais-tu, cher lecteur, que j'ai entrepris une rude besogne, non pas absolument pour faire valoir mes œuvres, qui ont l'habitude de se tenir debout toutes seules, mais pour les empêcher d'être gâtées. Encore si je n'avais que cela à faire ! Mais insouciante victime, toute ma vie, des abus et des abuseurs, j'ai voulu rendre un service avant de quitter pour toujours ta compagnie agréable ; j'ai voulu que le travailleur en la divine science de guérir ne fût plus dévoré par ceux-là dont les grandes oreilles n'empêchent pas les grands appétits, et qu'ils fussent appelés à jouir, comme tous les autres travailleurs, du fruit de leurs œuvres.

C'est pour cela qu'il y a six mois j'ai ouvert la campagne par un livre très-peu épais, pour ne pas t'ennuyer, et que j'ai lancé mon ultimatum, à savoir qu'il me fallait, pour octroyer à l'humanité la douceur d'être guérie d'une obstruction fâcheuse, remplir certaines conditions (1) qu'il devenait nécessaire d'imposer, à savoir la sécurité pour l'œuvre, la sécurité pour l'auteur

---

(1) Constation des résultats avant de connaître les moyens ; estimation de l'importance de la découverte ; loi pour protéger son inventeur ; loi pour empêcher la dégradation de l'invention (*) : estimation ; rémunération de l'inventeur ; application publique et sans contrôle par l'inventeur ; faculté pour l'inventeur de professer publiquement sur son invention (voir mon ouvrage sur la *guérison immédiate des rétrécissemens de l'uréthre*, et principalement la note page 62).

(*) On fait des lois pour conserver intacts et consacrer les médicamens bienfaisans, et on ne fait pas de lois pour conserver intacts les procédés chirurgicaux. Il est vrai qu'il faudrait les consacrer par la constatation publique des faits C'est ce qu'il faudrait *établir*. Alors on ne verrait plus de procédés chirurgicaux faits pour l'affiche, et de pauvres malades succomber sous cette combinaison commerciale.

Il y aurait encore une chose qu'il serait urgent d'empêcher, c'est la promulgation outrée de rares faits heureux et le silence sur les nombreux faits malheureux, le tout issu du même moyen. Cette manœuvre mène tout droit à la

et sa rémunération. Or, cher lecteur, tout cela n'est malheureusement pas, et, par le temps qui court, un auteur est plus sûr d'empocher des calomnies et des tourmens qu'il n'est sûr de faire tourner sa broche.

J'ai voulu remédier à cela, non pas pour moi, dont, Dieu merci! la broche tourne sans coup férir, et pour ma suffisance, mais pour mettre, avant de mourir, les choses dans la position où la justice divine les aurait probablement mises, si l'homme, insouciant et ingrat, ne traitait le travailleur qui le guérit à peu près comme on traite le bétail au Paraguay, à savoir, comme tu ne l'ignores pas, que, la peau enlevée, on le laisse dévorer par les bêtes puantes de la plaine. Or, être laissé en plein air pour être dévoré est chose peu plaisante, et, dans mon amour du prochain méritant, je me suis dit que cela serait plus.

Comme tu le vois donc, la tâche est rude. Si tu ne m'aides pas, quoique je le craigne peu pour moi personnellement, je pourrai bien succomber; dans ton intérêt, aide-moi donc.

Aide-moi à faire comprendre aux grands qui gouvernent que le sauvage adore le soleil qui le réchauffe, et que, pour l'imiter un peu dans ses bons instincts, il faut, au moins par reconnaissance, étudier et protéger la position et les droits de ceux qui consacrent leurs pensées et leurs sueurs au soulagement des souffrances humaines.

Il ne faut pas, ne fût-ce que par simple bonté de cœur, à défaut de justice, les abandonner aux bêtes puantes de la plaine.

---

propagation d'un moyen non-seulement mortel, mais, ce qui est pis, d'un moyen mortel sous apparence et avec *preuve* de bénignité. Or, ce poison est le plus dangereux de tous. L'arsenic est un poison, tout le monde le sait, et personne n'en prend; mais citez des cas où non-seulement quelqu'un en a réchappé, mais en a ressenti du bonheur et du plaisir, il fera des victimes.

Des lois! des lois!!

Peu de personnes ignorent maintenant que, lorsque j'ai lu un mémoire à l'Académie de médecine, en août dernier sur la *guérison immédiate des rétrécissemens de l'urèlhre* et AUTRES OBSTACLES MATÉRIELS à la mixtion, j'ai prié l'Académie de vouloir bien constater les faits que je présentais à l'appui, avant de s'enquérir des moyens, afin que ces faits constatés sanctifiassent ces moyens, et que ces derniers ne fussent pas déshonorés par des mains inhabiles ou des spéculateurs, comme furent déshonorés mes instruments de lithotripsie (1).

----

(1) La pratique générale fait la lithotripsie avec les instruments faits par et pour le commerce, c'est-à-dire faits en vue du marché et de la facilité de fabrication. Il en résulte que tel malade, qui serait guéri avec promptitude avec les instruments *scientifiques*, succombe sous la lenteur et la douleur des opérations, le séjour des fragments dans la vessie, leur engagement et leur séjour dans l'urèthre, les désordres sympathiques, les inflammations consécutives, etc.

Une opération de lithotripsie mal faite *donne souvent plus de pierre qu'elle n'en ôte*, car, du moment que l'inflammation de l'organe s'en mêle, il se forme des phosphates qui donnent lieu à la formation de nouvelles pierres, ou qui augmentent le volume de celles qui se trouvent déjà dans la vessie.

De là, opérations interminables jusqu'à la mort qui ne tarde pas.

Une vessie enflammée fait de la pierre, comme la gencive enflammée fait le genre de pierre que vulgairement on appelle *tartre*.

C'est pour cela qu'il faut faire la lithotripsie (que les ignorants appellent *lithotritie*) aussi vite que possible, débarrasser le malade aussi vite que possible, tout en employant les moyens aussi doux que possible.

M. Civiale, qui emploie comme tout le monde et à la suite de tout le monde les instruments du commerce, qui ne sont que des parodies des miens, ne pouvant débarrasser les malades, quand il les débarrasse, qu'avec longueur de temps, pose en principe qu'il faut faire

Tout le monde sait que l'Académie de médecine a cru devoir se refuser à cette constatation, et que j'ai dû la faire faire par les médecins eux-mêmes, en mettant les observations sous leurs yeux, pour leur donner la possibilité de suivre les malades.

C'était, si je ne me trompe, franc et probant.

C'est donc la publication de mes observations que j'ai faite dans le livre que j'ai publié il y a quelques mois, et qui est intitulé : *De la* GUÉRISON IMMÉDIATE DES RÉTRÉCISSEMENTS DE L'URÈTRHE *et des blennorrhées invétérées coexistantes, et sur le* DANGER DES BOUGIES.

En prenant ce titre, que légitimaient des cures nombreuses obtenues immédiatement et obtenues *depuis longtemps*, je crains bien d'avoir commis une imprudence, car ce titre allèche certains chirurgiens et les engage à se jeter dans les extrêmes pour arracher ces *guérisons immédiates*, et pouvoir, aux yeux des innocents, usurper mon titre. Cela les engage à ajouter aux procédés féroces desquels j'ai parlé dans mon livre, lorsque j'ai dit, page 20 : « Enfin, à bout de moyens, on ne s'est plus borné à faire de simples scarifications et de simples incisions ; on a voulu faire une ou plusieurs profondes sections de dedans au dehors, à l'endroit rétréci, et même en deçà et au delà ; sections qui devaient quelquefois s'étendre jusque tout près de la peau externe de la verge et des organes limitrophes, là où le canal n'est plus en rapport et en contact médiat avec la peau. »

« Ce procédé *féroce* (1), dont il n'est pas nécessaire de faire

---

très-peu à la fois, et y revenir souvent. Cela est évidemment un principe de raisins trop verts, un principe de Dr *Mazette*, et qui prend sa source dans l'impuissance. Si on le suivait, les malades succomberaient... comme ils succombent sous la main de notre législateur, qui, comme le renard, ayant perdu sa queue, engage les autres à s'en priver.

(1) Il s'agit ici du procédé de M. Reybard, dont un membre de la commission même qui a porté un jugement sur ce procédé vient de faire justice en disant *que ce n'était pas pour ses* AFFREUX *instruments qu'un prix avait été donné à M. Reybard, mais pour son ouvrage.*

Si ce n'est pas pour les *affreux instruments* que le prix a été donné, pourquoi le rapport contient-il ces paroles : *En résumé, l'expérience*

sentir les inconvénients et les dangers, est le degré culminant où en est arrivée la science; c'est dire jusqu'à quel point la difficulté de guérir les rétrécissements de l'urèthre a fait errer les chirurgiens; et jusqu'à quel point leur science a été hébétée par ces difficultés. »

Voici donc venir encore un chirurgien; M. le docteur Maisonneuve; qui, sous prétexte de *guérison instantanée*, fend aux gens le canal tout du long, et a ensuite la cruelle naïveté de venir dire à une académie qu'il fait ainsi pisser *instantanément* ses malades. Renchérissant sur des procédés cruels

---

et le raisonnement sont d'accord pour classer l'opération de M. Reybard parmi les CONQUÊTES *de la chirurgie moderne*.

Est-ce clair ? Allons, monsieur Ricord, pas de palinodie maladroite; vous avez trop d'esprit pour cela, la Commission s'est trompée; et c'est tout. Or, tout le monde se trompe, et moi tout le premier.

Est-ce que si la Commission avait trouvé dangereux l'*affreux instrument* de M. Reybard, elle ne l'eût pas clairement déclaré pour éviter les malheurs qui devaient arriver?

Si elle ne l'a pas fait, c'est que cette Commission croyait effectivement à une CONQUÊTE. Il ne faut pas pour la sauve-garder d'une erreur de jugement la faire moins honnête qu'elle ne l'est.

Son devoir maintenant est de déclarer tout haut et solennellement ce que cha-un de ses membres, acculé à la nécessité, déclare tout bas, car il est encore des praticiens qui, sur la foi de la déclaration académique, usent encore de la *conquête* de la chirurgie moderne.

Quant à avoir récompensé le travail de M. Reybard, j'y applaudis de tout mon cœur. C'est un travail sérieux, mais fait en vue de faire valoir et de légitimer la *conquête* de la chirurgie moderne, et saupoudré des noms de personnages parfaitement innocents de toute initiative importante.

Mais, pour avoir un prix, ne faut-il pas faire des sacrifices ?

En résumé, M. Reybard, dont j'estime infiniment le talent et le caractère, tend principalement, dans son ouvrage, à prouver que tous les rétrécissements tiennent à une contraction des tissus, qui restent *minces*, cela pour faire valoir et légitimer la CONQUÊTE DE LA CHIRURGIE MODERNE, c'est-à-dire la section profonde. Or, cela n'est pas exact, la plupart des rétrécissements sont formés par des hypertrophies considérables, qu'il ne faut être ni sorcier ni pathologiste pour les constater. Prenez le premier malade venu, avec un rétrécissement dans la partie flottante de la verge, et, 6 fois sur 10, on palpera l'hypertrophie.

et inefficaces, ce chirurgien en propose non-seulement un plus cruel, plus dangereux, moins effectif, illogique, mais encore inexécutable dans les cas les plus urgents, lorsque l'urèthre est complétement fermé aux bougies (1). Or donc, dans un procédé inexécutable, il y a en plus des inconvénients qui tiennent à la cruauté et au danger, deux autres inconvénients : le premier, de ne pas atteindre le but désiré, ce qui est pénible pour le malade et le chirurgien : le second, de faire courir au malade des chances graves par les essais, tout en ne lui rendant pas la santé. Si on lui fait courir ces chances, au moins faut-il lui donner quelque chose en retour.

Le chirurgien en question a donné jusqu'à présent assez de preuves de bon sens, pour qu'on ne puisse croire à la sincérité de la communication qu'il vient de faire ; et si d'ailleurs je me laissais aller à croire à cette sincérité, je resterai ébranlé, par certaines circonstances qui ont accompagné cette communication:

Un titre à peu près semblable à celui que j'avais adopté, de la *guérison instantanée* au lieu de la *guérison immédiate* ; un but semblable et bien nouveau, celui de n'avoir plus *recours aux bougies*, la cure de la blennorrhée *par l'opération* ; la présentation à un corps non médical ; un retentissement préparé et chauffé ; le fait niais et connu de faire pisser momentanément un peu plus ceux qui pissaient déjà ; l'annonce d'une guérison *radicale* devant l'impossibilité de l'avoir constatée, et conséquemment une mauvaise plaisanterie flagrante et irrévérencieuse ; l'attention de ne jamais prononcer le nom de celui qui venait de mettre ces idées *nouvelles* au jour, avec les preuves de leur maturité ; tout cela m'a donné à comprendre le but que ledit chirurgien se proposait, et j'ai reconnu en cela le faire... du FAISEUR. Or, ces braves gens-là, je les ai en horreur, même lorsqu'ils ne me touchent pas.

Après les plaintes que je viens d'élever sur le peu de sécu-

______

(1) Il est vrai de dire que ce chirurgien ne propose de sabrer les urèthres que lorsqu'ils peuvent recevoir des bougies. Il ne veut, pour le moment, qu'enfoncer les portes ouvertes.

rité des auteurs (voir mon livre, page 60), cette conduite d'un chirurgien, qui n'est pas sans valeur, m'a peiné et étonné, et j'ai vu dans ces actes un jeu fait de la science et de l'honnêteté, et une attaque à moi personnelle contre laquelle il me faut réagir, pour éviter d'être appelé débonnaire, appellation, à mes yeux, la plus triste des appellations.

J'ai montré assez le dégoût que m'inspire cette science du *savoir faire*, pour qu'on ne trouve pas surprenant que je prenne à partie celui duquel je sens la nécessité de me plaindre, et que je donne quelques croquignolles à un confrère qui ne se conduit pas bien. Or, quand je donne de ces gimblettes, je les donne sucrées, d'abord pour montrer que j'ai raison d'en donner, et ensuite pour qu'on n'y revienne plus. Si je ne faisais pas cela, on croirait que mon confrère a eu raison d'agir comme il l'a fait, et c'est ce que je ne puis permettre. Il ne faut jamais, sous peine de lâcheté, laisser les gens mal faire, et surtout, il faut réprimer fortement ceux qui ont une tendance trop grande pour ce genre d'intrigue, dont le but est de mettre dans leur besace ce qui est ailleurs. Si on laissait bilboquer ces messieurs, ils auraient trop d'avantages, et seraient trop jubilans. Quant à l'intrigue qui sert aux gens à monter, sans toutefois nuire aux autres, je l'approuve peu, je ne l'estime pas, mais je ne saurais m'occuper des gens qui s'en salissent.

Comme l'ouvrage que je viens de publier sur la guérison immédiate des rétrécissemens de l'urèthre, cette brochure n'est pas un livre de science, bien qu'elle en contienne ; aussi je ne me gêne pas pour laisser courir ma plume.

Les monuments, avant de paraître dans leur splendeur, sont entourés d'échafaudage et de platras. Ceci est un platras... un peu crotté.

EXPOSÉ

D'UN

NOUVEAU PROCÉDÉ FÉROCE

AVEC COULEUR LOCALE.

Je venais donc à peine de publier mon livre sur la guérison *immédiate des rétrécissements de l'urèthre*, des *blennorrhées* invétérées, et sur la posibilité *de se passer de bougies*,
et, tel qu'un lièvre sous une feuille de chou, je me croyais à
l'abri des braconniers, lorsqu'un chirurgien d'une certaine
distinction... chirurgicale (1) eut l'idée de s'établir bravement

---

(1) De ce que je dis chirurgien de distinction... chirurgicale, il ne
faut pas inférer que je veuille dire que M. Maisonneuve ne soit distingué sous tout autre rapport ; telle n'est pas ma pensée. Je dis chirurgien de *distinction... chirurgicale*, parce que, si je disais chirurgien de distinction tout court, on pourrait croire que je considère M.
Maisonneuve comme un grand chirurgien, c'est-à-dire un chirurgien
qui pose de larges principes, qui fait de grandes découvertes, qui sait
guérir en évitant les opérations, qui sait diminuer le danger de celles
qui sont dangereuses, etc., etc. Si donc j'appelais M. Maisonneuve un
chirurgien de distinction, il croirait à de l'ironie, et il aurait raison.

Je dis un chirurgien de distinction... chirurgicale, pour concentrer
le mérite de M. Maisonneuve où il serait véritablement, une main habile et souvent trop abrupte, un bistouri ardent et fouilleur, une har-
diesse désespérée qui n'a pas assez souciance de la vie des malades, etc. Voilà pourquoi M. Maisonneuve est, à mes yeux, un chirurgien de *distinction... chirurgicale...*, c'est parce qu'il se *distingue* par
ces qualités ou par ces défauts.

Lorsque M. Maisonneuve dit à plusieurs de ses confrères assemblés,
la plupart d'une étoffe dont il n'atteint pas la finesse : *Lorsque vous aurez des malades dont vous ne saurez que faire, envoyez-les moi*, il fait
hommage à la prudence de ses confrères qui sagement s'abstiennent,
et il fait acte d'une ardeur fébrile, dont il devrait se guérir.

M. Maisonneuve est un chirurgien *coupeur...* ; c'est ce que je voulais
exprimer.

Qu'il manie le couteau, la gouge, le maillet et le fer incandescent,
mais, pour Dieu, qu'il laisse là les opérations délicates.

et à peu de frais mon similaire et mon identique... et peut-être mon remplaçant.

Ce titre et ces buts étaient tout ce que j'avais laissé passer de mes travaux, et, comme on le voit, l'un et l'autre m'étaient publiquement et audacieusement dérobés. Heureusement ce titre et ces buts n'étaient que des gros sous ; j'avais mis mon or dans une autre poche.

Ce chirurgien (1) vint donc parler à une académie de la

---

(1) M. le Dr Maisonneuve dont il est question est un chirurgien très-sagace pour juger des choses volumineuses, très-hardi, en même temps que musculeux. Atteint de cette maladie, dont V.. se sent quelquefois atteint lui-même, le *prurigo secandi*, il fait de la grosse chirurgie avec rage et délectation, et publie ses hauts faits avec dévouement à lui-même. Quant à la fine chirurgie, M. Maisonneuve l'entend et la pratique comme la grosse, ainsi que l'on va voir. L'objet de sa spécialité sont les mâchoires, qu'il s'est étudié à réséquer, ruginer et désarticuler, mais seulement lorsqu'elles sont très-malades. Il fait partie de la pléiade chirurgicale connue sous le nom de chirurgiens *démandibuleurs*, et qui prennent le nom de chirurgiens *démantibuleurs*, lorsque, ne se bornant pas à désarticuler, ils entreprennent la démolition des os fixes. M. Maisonneuve, pour ce faire, est fort habile de ses mains puissantes, et, le marteau et la gouge à la main, il ne craint personne. Malheureusement, la fine chirurgie n'a rien à faire d'une musculature développée et des grands efforts qu'elle permet ; les instruments massifs et brutaux ne sont pas de son ressort. La spécialité de M. Maisonneuve est peu productive, car peu de personnes ont une mâchoire de trop. Cela force M. Maisonneuve, par amour pour la science et par mépris pour la disette, à déployer ses procédés vainqueurs dans les vessies et les urèthres, organes contre les maladies desquels il commence à prendre de l'horreur et du goût ; de l'horreur, parce que M. Maisonneuve est philanthrope ; du goût, parce que M. Maisonneuve sait calculer.

M. Maisonneuve n'est pas notre unique chirurgien démantibuleur, il en est d'autres presque aussi habiles que lui pour diminuer une tête, mais qui, pour les montrer au public ainsi amoindris, ne sont auprès de lui que des enfants. Sous ce rapport, il les dépasse de toute la hauteur d'une gouge. Il existe très-peu de semestres où notre confrère, très persévérant et très-patient promulgateur de ses hauts faits, ne vienne montrer, aux Académies, des hommes et des femmes mutilés et plus ou moins vivants ; cela surprend et plaît infiniment au public, *guérison instantanée et radicale,* s'il vous plaît, *des rétrécissements de l'urèthre,* et, par-dessus tout cela, de l'imaginative qu'il venait d'avoir qu'on *pouvait se passer de bougies,* et par-dessus tout cela encore de la trouvaille qu'il venait de faire que, l'opération exécutée, *les écoulements blennorrhéiques se tarissaient;* le tout en me laissant, par précaution pour ses trois découvertes, dans le plus strict *incognito.*

Voilà comme mon sosie en but et en titre s'y prenait :

Il supposait d'abord, pour plus de commodité, que tous les rétrécissements laissaient passer des bougies, et partant du pied gauche, il disait :

« J'introduis tout doucement ma bougie ; fines ou grosses,

---

qui, friant d'émotions, demande qu'on lui en donne et, par suite, adore le fournisseur. *Indè fama* (*).

Cependant, comme les démantibulés sont mortels pendant qu'on les démantibule, la modestie de M. Maisonneuve lui défend de les montrer en cet état aux Académies ; cela, d'ailleurs, occasionnerait des frais de transport qu'il est mieux d'éviter ; c'est une prudence très-louable.

Je ne connais qu'un démantibuleur capable de lutter avec M. Maisonneuve, c'est un boulet de canon. En effet, ce dernier emporte quelquefois une notable partie de la sommité d'un homme, tout en ayant l'esprit et la chance de laisser son opéré en vie ; les autres, il les jette tout franchement et tout brutalement à terre, où ils restent, cela à la vue de tous.

Mais je me laisse aller à faire une comparaison qui manque de justesse ; car mon confrère est incomparablement plus adroit et plus délicat dans son faire, si ce n'est plus heureux ; cependant il n'opère pas si vite, bien qu'il se pique d'*instantanéité.*

Si le boulet conserve de l'avantage, c'est qu'il est plus franc ; s'il laisse voir les survivants, il ne cache pas les morts.

Définitivement, j'aime mieux le boulet.

(*) Ces opérations hideuses à voir, et qui consistent le plus souvent à retrancher des parties désorganisées par des moyens grossiers, n'ont rien de difficile et très-peu de chose scientifique. Il faut spécialement de l'impassibilité dans l'application du fer rouge, dans l'usage de la scie à chaînette et dans le maniement du marteau, le tout pour nettoyer des cavités osseuses ; le fin de l'opération est de les rendre propres, pour empêcher la récidive. L'opération se faisant sur des parties désorganisées, elle ne saurait être délicate. M. Maisonneuve la fait très-bien et réussit quelquefois. C'est tout ce qu'il lui faut, et pourvu qu'il risque de réussir une fois sur dix, il n'en demande pas davantage. C'est ce que pourrait faire tout autre chirurgien bien membré se sacrifiant à cette spécialité.

elles passent toujours, parce que, tel que vous me voyez et sans que ça y paraisse, je les fais toujours passer. Il y en a d'aucuns qui disent que cela leur est impossible, mais ils le font exprès pour nuire à ma méthode... méthodique.

» Quand j'ai introduit ma bougie (Fig. 1, 2, 3), je lui visse un petit instrument, comme qui dirait une petite sonde courbe et creuse, de laquelle j'en ai de trois calibres (Fig. 4, 5, 6). Cela fait, je pousse le tout, et ma bougie va se contourner et se friser dans la vessie, sans user de la moindre papillotte.

» Il faut vous dire que, tout le long de ma petite sonde courbe et creuse, il y a une fente ou rainure.

» Dans cette rainure, j'introduis une tige flexible qui porte une lame (Fig. 7), et, une, deux, je pousse ma lame, et, tant pis, je coupe tout!... *d'un seul trait* (sic).

» C'est véritablement *instantané et radical.*

» Ça ne fait pas le moindre mal; c'est même agréable, et cela engage à aller se promener tout de suite après (*sic*).

» Quand j'ai fait mon trou, je ne suis pas content et je veux l'élargir.

» Pour ce faire, j'ai un instrument délicat dont j'ai puisé l'idée autre part que dans ma tête.

» Cet instrument est construit comme qui dirait ceux avec lesquels on fait la taille pour la pierre (Fig. 8).

» Je vous l'introduis fermé dans le trou fait; j'ouvre la lame, et *je retire le tout en incisant d'un seul trait et profondément tous les rétrécissements* (sic).

» Ça fait un large passage... parole d'honneur !

» Cela fait, *je laisse le malade parfaitement tranquille* (sic), *je le laisse uriner presque sans douleur,* avec une LÉGÈRE *cuisson* (sic); c'est plein d'agrément.

» Voilà, Messieurs, comment je fais pisser mes malades, et cela au superlatif; car, Messieurs, ce qui ne vous étonnera pas, c'est que, quand j'ai ainsi ouvert la voie, le malade en rend... des voies.

» Ça reste toujours comme ça, Messieurs ; c'est pour ça que c'est radical, comme l'avenir nous le prouvera. Il en est d'aucuns qui voudraient attendre que cet avenir parlât ; mais moi, je m'en passe, je suis assez grand garçon pour ça. D'ail-

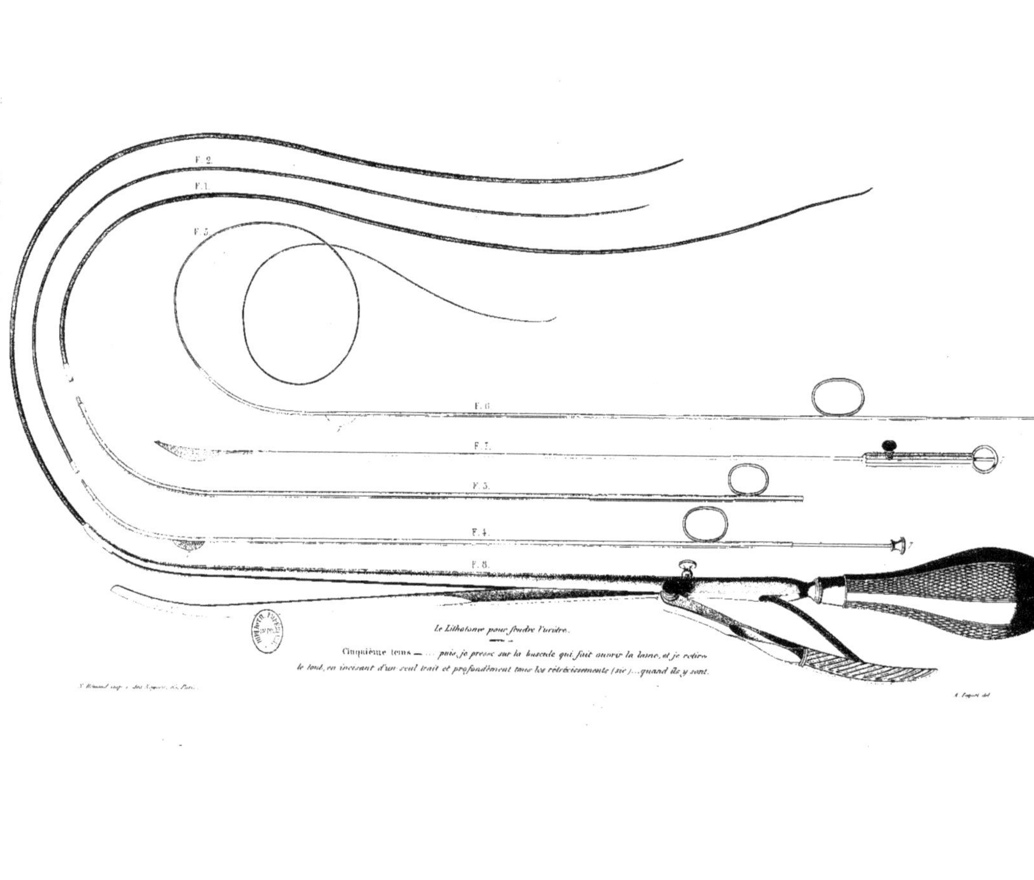

Le Lithotome pour fendre l'urètre.

Cinquième tems — ... puis je presse sur la bascule qui fait ouvrir la lame, et je retire
le tout, en incisant d'un seul trait et profondément tous les rétrécissements (sic)... quand ils y sont.

leurs, vous êtes faits pour me croire, et si c'est à vous que je
viens faire une communication (1), je sais bien pourquoi.

---

(1) Cette communication, qui montre une ignorance singulière des
moyens que possède la science pour le traitement des maladies de l'u-
rèthre ; une appréciation erronée des procédés proposés par les auteurs ; une entente fausse de l'application de ces moyens ; cette communication pleine de *janotisme*, cette communication, chef-d'œuvre
entre toutes les communications du genre *puff* dont on abreuve le public sous les couverts académiques ; cette communication, dans laquelle
on ne peut trouver deux lignes qui ne soient rendues ridicules par l'é-
gotisme, l'outrecuidance, la fausseté, le non-savoir, et quelque chose
que je ne veux pas encore dire ; cette communication, commise dans
un but de spoliation aussi évidente qu'audacieuse, a été faite par M. le
docteur Maisonneuve, pour appuyer et mastiquer sa candidature à une
place academique, car tout le monde peut se porter candidat à une place
académique comme tout le monde cherche la fortune.

Du reste, cette communication ne paraît pas avoir fait une impres-
sion favorable, car M. Maisonneuve a été mis à la fin de la liste, *ex
æquo*, avec M. Leroy-d'Etiolles ; c'était flatteur. Quant aux voix pour
l'élection, ces deux Messieurs, à eux deux, ont manqué d'en avoir une
à se partager.

M. Leroy-d'Etiolles est habitué à cela, puisqu'il en fait affiche économique ; mais M. Maisonneuve ne l'est pas encore. Cela viendra... s'il
continue.

Je connais un garçon d'amphithéâtre qui a entrepris un petit commerce de squelettes et autres débris humains pour servir à l'étude des
jeunes gens. Il veut se faire connaître. Je lui ai conseillé de de se porter candidat à la première occasion. Comme ce garçon a de l'esprit et
de bons exemples, il profitera de mon avis, et, en se présentant, il fera croire à des droits, et c'est quelque chose.

Très-probablement il n'aura pas plus de voix que ces messieurs,
mais assurément il n'en aura pas moins.

Je donne ici sur les oreilles de M. le docteur James Leroy, dit Leroy-
d'Etiolles, d'abord parcequ'elles présentent de la place et ensuite
pour le punir d'une petite licence qu'il se permet. Savez-vous à
quoi s'occupe M. le docteur Leroy-d'Etiolles ? Vous croyez peut-
être qu'il occupe ses grands loisirs à soigner les intéressantes
communications que vous savez, et à arroser avec amour cette bran-
che économique de publicité ? pas du tout ; il varie ses jouissances. Il
s'occupe tout honnêtement à insérer dans les journaux des parodies
de l'annonce que mon éditeur fait de mon livre. Dans ces parodies, il
m'appelle, pour qu'on ne me reconnaisse pas, le bavon Blaguelou, lauréat de plusieurs Académies, qui a fait un livre sur les rétrécissements
de l'urèthre, qui demeure rue Vide-Gousset ou des Deux-Ecus, il

2

» Si quelqu'un doute de mon *instantanéité* et de ma *radicalité*, que celui-là essaie; je suis tout prêt, rien que le temps de relever mes manches. »

---

envoie chercher mon livre chez M. Lévêque, au lieu de Labé, mon libraire. Tout cela d'un goût parfait.

Il faut que M. Leroy-d'Etiolles ait une bien grosse dent contre moi, qui ne lui ai fait que du bien, pour dépenser son argent à ces honteuses niaiseries, argent qu'il pourrait employer plus honorablement en publiant un livre pour me réfuter.

On m'avait déjà prévenu de ces espiégleries de mon doux confrère, lorsqu'un médecin distingué, en m'envoyant le numéro du *Siècle* du 23 juin, l'un des journaux dans lequel M. Leroy prenait ses ébats, m'écrivit qu'il avait quelque chose à me communiquer. J'y fus, et ce confrère me donna avis qu'il avait VU M. Leroy-d'Etiolles chez un courtier d'annonces, lequel lui avait dit, en clignant de l'œil : *Vous connaissez M. Leroy-d'Etiolles et l'article bavon Blaguelou?* Ce confrère, qui m'honore d'un peu d'amitié, n'en demanda pas davantage, et m'écrivit le petit mot en question.

Ce rapport, que mon confrère me fit avec l'accent indigné, m'engagea à prier mon homme d'affaires de s'enquérir de la chose, pour savoir à quoi m'en tenir ; il se rendit au bureau des annonces, place de la Bourse, 10. Ce bureau envoya chez le courtier d'annonces M. Estibal, qui, pressé, déclara M. Leroy-d'Etiolles *l'auteur* des insertions diffamatoires.

Tout cela, comme on voit, est bien honteux, et si je le publie, c'est qu'il faut, pour la tranquillité publique, signaler de tels faits, et que je ne crains nullement que M. Leroy y trouve à redire.

Au sujet de cette polissonnerie, il est arrivé une chose assez plaisante que voici : Sur la foi de la parodie exécutée par M. d'Etiolles, un malade est arrivé de la province à Paris, et vite est allé dans la rue des Deux-Ecus ou la rue Vide-Gousset, je ne sais plus laquelle, pour y chercher la librairie de M. Lévêque. Comme de raison, pas plus de Lévêque que sur la main. Là-dessus, le monsieur, qui avait l'urèthre bouché et qui était pressé, s'en va chez M. Labé, qui l'éclaire et me l'envoie. Il vient chez moi, tout rugissant et tout fulminant, et je ne puis le calmer qu'en le faisant pisser. Mais, un moment après, voilà qu'il se remet à rerugir et à refulminer, et à me demander avec fureur quelle était la.... qui lui avait fait une farce si odieuse !

J'avoue qu'il me passa une envie fugitive de le mettre sur la voie ; mais, lorsque je vis la saillie du biceps de mon guéri, je retins ma langue pour prévenir les accidents.

Je crois donc que M. le docteur Leroy-d'Etiolles fera bien de cesser sa délicieuse plaisanterie, parce qu'elle engage de pauvres malades à envoyer leur argent à Paris, pour se procurer un livre qui n'existe

Ce ne furent pas les rétrécis qui manquèrent, ce furent les courageux. Aussi, si on n'abaissa que les inexpressibles, on ouvrit de grands yeux, de grandes oreilles et de grandes bouches C'était bien fait pour ça?

Ce monsieur prétend qu'il nous ferait pisser instantanément et radicalement!.. Dites donc, collègue, si nous en usions?.. Peu... euh !.. je verrai plus tard; je pisse encore un peu... j'aime mieux attendre.

Bref, personne n'essaya, mais chacun admira ; et quand une académie d'un gros calibre admire, tout le monde ouvre la bouche et... admire, sans savoir pourquoi. Le public est vraiment imitateur.

Dans ce moment-ci, tout le monde a donc encore la bouche ouverte, non plus absolument par admiration, mais par suite de la lassitude, qui fait qu'on se fatigue même des plus belles choses ; et si ce n'étaient les chirurgiens sérieux et honnêtes, qui n'aiment pas qu'on les prenne pour des job... jouets, la farce s'immergerait dans l'oubli.

Mais pas du tout, elle se continue ; seulement le Capitole est

---

pas ; parce qu'elle les fait souffrir ; parce qu'elle lui fait courir à lui-même un certain danger, et parce qu'enfin elle déconsidère la profession médicale.

J'en appelle, pour le déterminer à faire ce sacrifice, à ce qu'il peut avoir encore de bon sens, et, au défaut de ce bon sens, j'engage les médecins à mettre des entraves aux facéties de notre confrère avarié ; car, s'il continue, je l'enverrai où on juge les diffamateurs, et ce serait dommage pour tout le monde.

Allez donc, monsieur Leroy..., je vous pardonne encore par respect pour la robe...; mais n'y revenez plus. Je vous pardonne d'autant plus volontiers que vous n'avez fait de mal qu'à vous.

Tout cela me rappelle que, dans une nuit d'avril 1848, un malheureux homme, abandonné de Dieu, placarda sur les murs de la mairie du 1er arrondissement une affiche destinée à appeler sur moi la colère du peuple, qui, dans le moment cité, était assez aigre et tournait au rouge. C'était encore une lâche attaque anonyme... Qui se l'est permise?... je ne sais. Serait-ce un autre confrère... avarié?

J'ai fait à ce sujet une lettre qui est insérée dans la *Gazette des hôpitaux* du 11 mai 1848. Pauvres travailleurs, pauvres hommes utiles que nous sommes, quelle chasse on nous donne ! et pas de refuge !... Les lois sont muettes... Et l'on s'étonne qu'ils prennent leurs précautions et qu'ils se défendent. (Voir, dans mon livre, la note page 60.)

devenu la roche Tarpéienne, et Bilboque, notre triomphateur, est en train de regarder en bas avant de faire la culbute (1).

Par malheur pour lui, il fait partie d'une société corsée en

---

(1) La culbute est faite.

Tenez, monsieur le docteur Maisonneuve, je vous vois d'ici bien faire l'étonné, et dire à ceux qui vous entourent : « Mais, vraiment, je ne sais de quoi M. Heurteloup se plaint... Que lui ai-je donc fait ? » Et croyez-vous, monsieur, qu'il n'y ait manière d'attaquer les gens... qu'en les attaquant ?

Et le silence sur ce qu'ils ont fait de bien... et ce silence observé dans le but de s'approprier ce bien, tout en employant des moyens qui ont du danger pour les autres ; et le fâcheux exemple donné par un homme d'un certain mérite ; et l'appui donné par lui à cette philosophie facile du *savoir-faire* qui nous dévore, etc., etc., prenez-vous cela pour rien ?...

Que n'avez-vous dit, en communiquant vos singuliers instruments : « M. Heurteloup vient de publier qu'il obtenait des guérisons immé-
» diates. Il vient de publier des faits ; mais malheureusement il n'a
» pas jugé convenable de publier les moyens qu'il emploie. Cependant
» je crois qu'on peut obtenir ces guérisons par un autre moyen, » etc.
A la bonne heure, voilà une conduite honnête.

Que n'avez-vous dit : « M. Heurteloup vient de publier qu'on pou-
» vait se passer de bougies pour guérir les rétrécissements, et que
» ces bougies étaient d'un usage dangereux. Je suis de cet avis, car,
» lorsque j'ai tranché l'urèthre de mes malades, je n'en mets pas. »
A la bonne heure encore, cela est toujours honnête.

Que n'avez-vous dit : « M. Heurteloup vient de découvrir qu'en fai-
» sant une opération chirurgicale, on faisait disparaître les écoule-
» ments chroniques, mais ne connaissant pas quel genre d'opération
» est exécutée par M. Heurteloup, je crois qu'on peut s'y prendre de
» telle ou telle manière ; il est vrai que je n'ai pas encore d'exemple de
» suppression de blennorhée, mais j'espère que cela viendra. » Rien de mieux encore, cela continue à être honnête.

Mais pas du tout, vous vous posez comme l'auteur de ces idées capitales, que vous tentez impudemment de dérober.

Il paraît, Monsieur, que vous êtes partisan de la force ouverte et brutale. Êtes-vous donc un malandrin, et dominez-vous le pays du haut d'un donjon ? ou bien, cher Monsieur, êtes vous flibustier, pirate ou corsaire ou simple vérificateur de la poche des gens qui se mouchent, exerçant la médecine par cumul ?... Voyons, parlez donc, dites donc qui vous êtes.

Voilà, monsieur Maisonneuve, nettement ce que je vous reproche, et

hommes sérieux, de mérite et d'intelligence. Cette société, qui aime que ses membres se respectent, ne se servent pas du tremplin à défaut de jarret, n'aillent pas jouer des gobelets devant des innocents, soient sobres sous le point de vue des fanfares, et surtout qu'on ne *larcine* pas avec trop d'esclandre et trop d'impudeur; cette société, dis-je, a pris la chose à cœur, et elle est, pour le moment actuel (13 juin), en train d'éplucher, de ratisser et de savonner et la méthode de guérir *instantanément* et *radicalement*, et le *méthodeur*.

Je crois cependant qu'elle laissera de côté l'homme et le faire, et elle fera bien. Napoléon disait qu'il fallait laver son linge sale en famille, et moi je vais plus loin, en disant qu'il ne faut pas même laisser savoir qu'il y a du linge sale dans une famille. Malheureusement pour la Société de chirurgie, cela est impossible et en même temps fâcheux, car c'est une société, bien savante, bien utile et bien zélée, de laquelle je me réjouirais fort de faire partie, si 1º j'en étais digne ; 2º si je n'étais pas paresseux ; 3º si je n'avais un sot amour de liberté.

---

je vous dis franchement et clairement qu'un galant homme n'aurait pas fait cela.

Et c'est pour cette infraction aux lois qui doivent nous régir que je vous administre, pour l'exemple, une correction que vous aurez la bonté de trouver juste et bonne, je l'espère.

Je n'aurais pas fait attention à vous si vous n'étiez un chirurgien d'une certaine valeur, et si surtout je n'avais l'intention de réprimer les atteintes faites à la science par les gens qui manquent de respect pour elle.

Vos ridicules instruments, faits pour la circonstance, je les eusse laissé tomber sans même m'en occuper.

Je dis *faits pour la circonstance*, parce que, en avouant qu'on pouvait trancher les urèthres avec tous les uréthrotomes connus (je ne parle pas du lithotome), vous avouez que ceux que vous proposez ne sont pas nécessaires. Pourquoi donc les avez-vous faits ?

Or, pas nécessaires, ineffectifs et dangereux !

Or, faire de cela un esclandre scientifique !

Or, vous approprier trois idées qui ne vous appartiennent pas !

Or, essayer de mettre votre larcin à l'abri sous une publicité désordonnée !

Tout cela n'est pas bien, Monsieur.

Pourquoi donc avez-vous agi ainsi ? oseriez-vous bien le dire ?

J'abandonnerais tout simplement mon homme à la fustigation confraternelle, si, dans la question, je n'avais quelques
mots à placer, et si surtout autrefois je ne me fusse pas abandonné à commettre le crime de *sectionner* d'un seul coup, et
comme un ustuberlu, toute la longueur des urèthres ; seulement j'ai commis la chose plus scientifiquement et sans sonner les cloches.

J'ai donc le droit de prendre la parole, et de dire : *Experto
Roberto... crede.*

C'est pour cela que j'ai rédigé le court mémoire qui va
suivre, et auquel j'ai donné, malgré le côté plaisant de la
chose, tout le sérieux et toute la pruderie académique que la
nature a mis en moi. Après avoir fait transcrire au net ce dit
mémoire par un calligraphe éprouvé, moi écrivant fort mal,
je l'ai lu devant l'Académie de médecine, afin de faire comme
tout le monde et je le publie.

Je le corroborerai d'un extrait de la discussion qui s'élève
dans la Société de chirurgie, dont je me permets par-ci par-là
de paraphraser les discours, et du tout je ferai un petit livre
bien instructif et bien amusant.

Après cela, si on ne sait pas guérir les rétrécissements de
l'urèthre *instantanément* et *radicalement,* et se passer de
bougies *radicalement* et *instantanément,* c'est qu'on y mettra
de la mauvaise volonté.

Mon petit mémoire est sérieux comme est sérieuse la discussion de la Société ; mais les notes et la présente introduction ont un autre caractère, et en cela je me montre bien
élevé et poli, car il n'est jamais de bon goût de prendre l'air
pincé lorsque quelqu'un veut bien plaisanter et je voudrais
donner à l'auteur des *guérisons radicales à piston* la preuve
que j'entends et pratique la plaisanterie presqu'aussi bien
que lui.

Ainsi donc je présente cette brochuretté au public, étant
en pleine connaissance et sérénité d'esprit, comme je lui pré-
senterais bonnement, pour lui plaire, une tourte à la frangi-
pane. Les vrais gourmands iront à la crème, les rieurs gri-
gnotteront le feuilleté ; mais le philosophe, qui veut connaître
les choses à fond, ingurgitera le tout, et surtout ira, pour se

renseigner, se procurer, chez Labé, libraire de la Faculté de médecine, et place de l'Ecole, mon livre intitulé : *De la* Gué-rison immédiate (1) *des rétrécissements de l'urèthre et des blennorrhées invétérées coexistantes, et sur le danger des bougies,* in-8°.

C'est un livre bien intéressant.

---

(1) M. Maisonneuve s'est servi du mot *instantanée* pour ne pas absolument me copier, et se servir, comme moi, du mot *immédiate ;* or les mots de *guérison instantanée* forment un *janotisme* analogue à ceux qui pullulent dans son mémoire, par la raison qu'un *instant* est un *instant*, et que, sous aucun prétexte, un *instant* ne peut être *deux instants.* Or, si M. Maisonneuve respire deux fois pendant qu'il opère, son titre est faux et devient forcément jonglerie.

La guérison *immédiate* signifie que, le traitement opératoire fait, le malade n'a plus son infirmité. Or, mon traitement opératoire quelquefois demande, suivant la difficulté des cas, que j'y revienne deux fois et quelquefois trois fois; cela est rare, mais cela arrive. Cette nécessité n'empêche pas que la guérison ne soit *immédiate,* car elle suit *immédiatement* l'opération... lorsqu'elle est terminée.

. Cela signifie aussi qu'il n'est pas besoin de bougies pour parfaire cette *guérison* ou ce *rétablissement ;* c'est ce que j'ai prouvé du reste à M. Maisonneuve lui-même, qui vient d'*imaginer* également, et après avoir lu mon livre et son titre, qu'on pouvait s'en passer. *Risum teneatis.*

Voilà pour le mot *instantané,* c'est donc un janotisme ; quant au mot *radical,* il est radicalement un *puff,* comme je l'ai démontré.

Quant au mot *guérison,* j'en parlerai plus tard plus au long, et je prouverai, ce que je suis en train de faire, qu'il est fait de même farine, *ejusdem farinœ,* comme disent les forts en thème.

OFFRE SINCÈRE.

—

J'ai fait dessiner sur la planche ci-jointe les instruments de M. Maisonneuve sur les modèles qu'il en a fourni lui-même; *ils sont donc exacts et de grandeur conforms. Je mets ces instruments à la disposition des chirurgiens qui jugeront convenable de les employer, car, pour en faire l'essai, on n'en voudra peut-être pas faire la dépense. Or, comme ainsi périrait le moyen d'obtenir la cure* radicale *et* instantanée *des rétrécissements de l'urèthre, je désire éviter ce malheur.*

J'ai déjà proposé à plusieurs malades de leur faire faire connaissance avec les instruments de M. Maisonneuve, en plaisantant, cela va sa sans dire ; mais sérieusement, s'il se trouve des rétrécis qui aient du faible pour cet ingénieux et tranquillisant mécanisme, je suis tout prêt à les appliquer.

Ils auront une prime... s'ils guérissent; s'ils ne guérissaient pas, cela me coûterait trop cher.

Tout ce que je puis pour ceux-là, c'est de leur faire le cadeau pour le plaisir de les obliger.

Car je suis naturellement obligeant.

COURT MÉMOIRE

LU DEVANT

L'ACADÉMIE DE MÉDECINE.

Sur la section **instantanée et simultanée** *de ce sous-ordre des obstacles matériels à la mixtion qu'on appelle* **Rétrécissements de l'urèthre perméables aux bougies,** *section nommée tout récemment* **Guérisons instantanées et radicales,** *et sur un instrument très simple pour pratiquer cette section, lorsqu'on veut absolument la pratiquer.*

17 juillet 1855.

MESSIEURS,

J'ai eu l'honneur de lire devant l'Académie, au mois d'août dernier, un mémoire relatif aux obstacles matériels à la mixtion, et je lui ai demandé de vouloir bien constater des faits de *guérison immédiate* de rétrécissements de l'urèthre et autres obstacles matériels, avant que je communique les moyens de les obtenir.

L'Académie n'a pas cru devoir adhérer à ma demande.

J'ai, en conséquence, publié les faits que j'avais à lui présenter, afin de mettre les médecins à même de les constater et de les suivre eux-mêmes, et j'attendais, comme *j'attends encore,* du temps, la sanction des moyens que j'employais avant de les publier.

Cependant, une communication singulière vient d'être faite à l'Académie des sciences par M. le Dr Maisonneuve. Il s'agit de prétendues guérisons *intantanées et radicales,* quoique NOUVELLES, de ceux des rétrécissements qui sont franchissables par les bougies, obtenues par la section longitudinale des urèthres et l'élargissement subséquent au moyen du lithotome caché.

Depuis bien longtemps, j'ai opéré ainsi pour obtenir le même résultat, mais par des moyens différens ; et, comme je crois que les moyens que j'employais sont préférables sous une infinité de rapports ; je crois devoir les faire connaître, ne fût-ce que pour diminuer les dangers que feraient courir aux malades une opération dangereuse dans son principe, et de plus, exécutée au moyen de procédés qui la rendent plus dangereuse encore.

J'ai donc l'honneur d'apporter devant l'Académie des instrumens que je posséde depuis bien longtemps, qui firent partie de mes études, et avec lesquels j'obtenais, quand je commençais, et comme le chirurgien qui en a dernièrément entretenu le monde savant, l'ouverture de l'urèthre obstrué, en fendant d'un seul coup son ou ses rétrécissements.

Comme ce chirurgien et bien d'autres, je me servais d'abord d'une bougie conductrice, et, comme lui, je tranchais les rétrécissements au moyen d'une lame qui faisait saillie et coupait promptement les parties qui projetaient et souvent celles qui ne projettaient pas. Je faisais cette section en retirant l'instrument à moi.

Lorsque je réussissais à trouver des malades favorables à ce procédé très simple, cela était très soudain ; cela ouvrait largement le passage aux urines, dans le cas de rétrécissements de peu de longueur, et sans complication des nombreuses causes autres que les rétrécissements *secs* qui s'opposent à la mixtion.

Malheureusement l'expérience m'a démontré que ces sections *instantanées* et *simultanées* n'étaient pas, comme on vient de le faire éclater, des *guérisons instantanées*, et *surtout radicales*, car la plupart des malades me sont revenus aussi rétrécis, et quelquefois plus rétrécis qu'auparavant (1) ; c'est ce qui m'a engagé à négliger ce procédé pour m'occuper de chercher des moyens plus en harmonie avec la nature du

---

(1) Cependant tous ne me sont pas revenus. Il en est quelques-uns que je n'ai pas revus, peut-être ont-ils été guéris ; probablement il en sera de même pour M. Maisonneuve, pour ceux des malades qui ne se trouveront pas mal de son opération. Mais qu'est-ce que cela prouve ? est-ce que les procédés les plus excentriques n'ont pas leurs succès ?

problème à résoudre et avec les difficultés que ce problème présentait.

Parmi ces difficultés, il en était une capitale qui dominait toutes les autres, et qui, lorsqu'elle se présentait, frappait de mort le procédé de se servir d'une bougie comme conducteur ; c'est qu'il y a un grand nombre de malades auxquels on ne peut absolument pas mettre de bougies (1), et d'autres auxquels on ne peut les mettre qu'avec patience et longueur de temps. Or, ce sont précisément ces cas dangereux qui exigent la prompte et solennelle interférence de l'art. En effet, le rétrécissement dans lequel la bougie pénètre ne met pas la vie du malade en danger immédiat, et ne mérite conséquemment qu'à un degré moindre l'intérêt du chirurgien.

A cette raison capitale il s'en ajoutait une autre, c'est que, en se servant de la bougie comme conducteur, après avoir vissé l'instrument sur son extrémité, il fallait la pousser, bien que serrée, jusqu'au rétrécissement, qui, comme on le sait, se trouve situé le plus souvent profondément à la courbure de l'urèthre ; il fallait même nécessairement passer ce rétrécissement. Or, la bougie, naturellement faible, puis-

---

(1) C'est précisément dans les moyens de *pénétration* que résident une grande partie des perfectionnemens dans l'art de traiter et de vaincre les rétrécissements de l'urèthre ; c'est ce que M. Maisonnouve ne paraît pas savoir. On voit, dans les observations que j'ai publiées, plusieurs cas où les hommes les plus habiles et les plus expérimentés (MM. Hugnier et Robert) n'ont pu introduire des bougies, et où j'ai pénétré avec assez de facilité pour renvoyer *immédiatement* les malades guéris. A la page 72 de mon livre, on voit le cas de M. Fraigneau, qui m'a été envoyé par M. Guillou, après les essais répétés et infructueux de sa main habile et expérimentée. Dernièrement encore, plusieurs officiers du Val-de-Grâce ont offert des rétrécissements qui n'ont pu être franchis, et j'ai pu renvoyer ces officiers *immédiatement* et pissant fort bien. C'est ce qui a pu être constaté par les habiles chirurgiens de cet hôpital modèle. La plupart des nombreux malades qui me viennent son des malades arrivés aux dernières limites et chez lesquels les bougies, même employées par les mains les plus habiles, ne peuvent plus pénétrer depuis longtemps. Eh bien ! chez tous ces malades, je pénètre et je leur rends comme aux autres *immédiatement* la faculté d'uriner.

Lorsque mes faits seront constatés, je publierai les moyens que j'emploie ; on verra qu'ils sont infaillibles et sans danger.

qu'elle était petite, se ployait au devant de l'obstacle qu'elle
ne franchissait pas, ou, si elle franchissait un rétrécissement, elle se ployait au-devant d'un second. Il y a aussi des
bougies qui franchissent les rétrécissements et qui n'entrent
pas dans la vessie ; tout cela faisait que le conducteur ne
conduisait pas, et que je m'embarrassais. Cette raison me fit
raccourcir le conducteur, que je plaçai à l'extrémité de l'instrument, comme vous pouvez le voir. J'introduisais l'instrument ainsi armé de son conducteur, dont la tête en boule,
portée par un col faible, ondoyait et suivait *quelquefois* les
méandres du canal. Cela était mieux ainsi, mais ce mieux ne
valant que peu de chose, je n'ai pas cru, suivant mon habi-
bitude, entretenir le monde savant d'un procédé si impar-
fait. J'ai gardé d'autant plus ce silence que de se servir d'une
bougie comme conducteur n'était pas un procédé nouveau,
et que je m'aperçus bientôt que là où une bougie passait, un
instrument pouvait passer sans être affublé d'un conducteur,
je renonçai donc, comme on peut le voir par les instrumens
présentés, à cette superfluité encombrante, et je n'en par-
courus le canal que mieux, avec plus de légèreté et avec plus
d'aisance (1).

Je renonçai également à la section instantanée et simultanée des rétrécissements. Effectivement, comme les rétrécissements sont rarement *centraux*, il arrivait que la section en
bloc se faisait, du côté où ces rétrécissements ne se trouvaient
pas, sur les parois saines du canal sur lesquelles la lame cou-
rait en l'entamant. La section en bloc avait donc ses dangers, non pas absolument pendant l'opération, qui est effectivement très prompte, et souvent très douloureuse, mais
après. Passe encore si cette opération eût été suivie d'un
succès durable ; mais, comme je l'ai dit, ce succès était malheureusement éphémère, et cela devait être, car M. Maison-

---

(1) Et puis une bougie à l'extrémité d'un instrument paralyse toute
action de cet instrument, car n'en déplaise à M. le docteur Maisonneuve, il y a autre chose à faire dans les urèthres que d'y promener
des lames qui coupent indifféremment les parties saines et les parties
malades.

neuve, si on l'en croyait, en administre lui-même victorieusement la preuve.

En effet, ce chirurgien dit que, lorsque l'on débride le méat urinaire, dans le cas où cela est nécessaire, l'ouverture se conserve sans corps dilatant, et, partant de là, il base le succès de la méthode de la section *instantanée* et *simultanée* sur ce fait. Or, si ce fait n'est pas réel, M. Maisonneuve avoue que la méthode n'est pas bonne. Eh bien ! que mon confrère me le pardonne, mais le fait qu'il invoque est d'autant moins exact que non seulement le méat incisé ne conserve pas sa largeur sans corps dilatant, mais il ne la conserve quelquefois pas, même lorsqu'on le maintient dilaté par les corps les plus résistans. Il n'y a pas un chirurgien, auquel il soit arrivé de faire quelquefois cette petite opération, qui ne sache cela (1).

Si donc l'incision du méat ne se conserve pas, les incisions faites dans le canal ne se conservent pas davantage : c'est ce que prouvent d'ailleurs beaucoup de faits.

Le procédé de la section instantanée des rétrécissements ne saurait donc être une chose nouvelle, car elle a été exécutée non-seulement par moi, mais aussi par tous les chirurgiens qui se sont servi d'un cathéter courbe ou droit renfermant une lame. En effet, parvenus au-delà de tous les rétrécissements, leur lame étant déployée, ils *n'avaient qu'à tirer*. S'ils ont abandonné ou négligé ce procédé, c'est qu'ils ont eu de bonnes raisons pour cela et qu'ils ont pensé qu'il était plus sage et plus rationel d'inciser les rétrécissements les uns après les autres, attendu que ces rétrécissements n'étaient pas disposés ordinairement sur la même ligne, et que, conséquemment, ils ne se trouvaient pas dans le coup d'épervier

---

(1) Lisez la discussion de la Société de chirurgie, vous la verrez s'étonner de la *non-science* de M. le Dr Maisonneuve.

Peut-être M. Maisonneuve, qui n'a pas reconnu un fait qui crève les yeux à tout le monde, qui se passe au bout de la verge, connaîtrait-il mieux ce qui se passe à l'intérieur de l'urèthre et de la vessie, et se sent-il autorisé à *professer* sur ces détails ?

J'ai connu un astronome qui regardait dans les astres et qui s'est laissé tomber dans un puits.

d'une section inflexiblement longitudinale. Aussitôt que ces rétrécissements étaient coupés, l'urine jaillissait quelquefois tout comme l'annonce M. Maisonneuve, et les chirurgiens qui produisaient ce phénomène ne le publiaient pas par la raison très simple qu'ils ne comptaient pas obtenir la guérison radicale par ce seul fait. En effet, ils soumettaient à l'usage des bougies leurs malades, qui n'en étaient pas plus guéris pour cela, si j'en juge par les résultats que je suis à même d'observer tous les jours.

M. Guillon, que M. Maisonneuve *oublie* de citer (1), bien qu'il soit le seul qu'il devrait citer, comme étant le premier qui ait publié qu'il portait profondément une lame dans l'urèthre de l'homme, a sans doute commencé par là avant que l'expérience l'ait corrigé.

Ce procédé ne saurait donc en aucune manière arrêter la ferveur de ceux qui cherchent à résoudre le problème non-seulement de guérir immédiatement et radicalement les cas faciles de rétrécissements *franchissables* par les bougies, ce qui est seulement en question maintenant, mais encore ceux éminemment mortels qui ne sont pas franchissables, et aussi la classe nombreuse des obstacles matériels au cours des urines, qui ne sont pas des rétrécissements. Il resterait donc beaucoup à faire dans cette voie, même après le succès malheureusement douteux de la section longitudinale et instantanée de l'urèthre.

Quoi qu'il en soit cependant, ce procédé opératoire étant passé à l'état de fait de pratique publique, il importe de le discuter scientifiquement, et surtout de comparer les moyens de l'obtenir.

---

(1) Les spéculateurs se montrent une mutuelle tendresse de souvenir, ils se citent à titre de revanche ; de là une kirielle de noms qui viennent à l'appui d'une assertion ou d'un fait le plus ordinairement niais. Ce serait une spéculation comme une autre, si elle n'avait son mauvais côté, et ce mauvais côté, c'est que ces messieurs de la *citation mutuelle* ne citent pas les auteurs vrais et sérieux. Or, je dois faire remarquer que, de ne pas citer un auteur, est un genre de vol..., c'est le vol par omission ; de même que les autres vols, ce genre prouve une honnêteté... douteuse ou au moins... relâchée.
Ceci est dit pour les citateurs de l'avenir.

Je présente donc à l'Académie, tout en respectant l'initiative de M. Maisonneuve, que je n'ambitionne pas, ceux que j'ai jadis employés, et qui consistent en un seul instrument qui a le double avantage de faire, comme ce chirurgien, la section longitudinale et instantanée de l'urèthre ou de ses rétrécissements, et de couper le dedans en dehors.

Vous le voyez, c'est tout simplement un instrument droit ou courbe, avec une lame qui sort latéralement.

En montrant l'efficacité et la supériorité de cet instrument, pour exécuter le mode opératoire de M. Maisonneuve, que mon expérience me fait désapprouver en tant qu'opération sans inconvénient, et surtout radicale, je prouverai par le fait, dans le cas où une bougie peut préliminairement passer :

1° Qu'il n'est pas besoin de bougie conductrice pour exécuter cette opération, et que, bien que quelquefois elle conduise quand elle est d'un certain volume, elle est plus souvent un obstacle qu'une assistance ;

2° Qu'il est contre les lois de la plus naïve physique, de prétendre faire servir de conducteur à un instrument rigide une bougie fine et molle ; que la loi mécanique veut qu'un conducteur soit supérieur, en résistance, à l'obstacle qu'il franchit, et que prétendre le contraire est une infraction aux lois les plus élémentaires (1) ;

3° Que le mode de section d'avant en arrière de tous les rétrécissements, en tant que cette opération serait raisonnable, est vicieux, car il fronce le canal, au lieu que celui d'arrière en avant l'étend ; car la section d'avant en arrière

---

(1) Cependant cela dépend de la manière dont on l'envisage ; car, si au lieu de pousser, on envoyait quelqu'un dans la vessie pour tirer la BOUGIE FIL de *dedans* en *dehors*, peut-être qu'elle attirerait l'instrument vissé au bout, et encore, je ne sais pas, ne l'ayant pas essayé.

Ah ! mon Dieu ! pauvre M. Maisonneuve ! ne voilà-t-il pas qu'il se fait battre par la couturière d'en face, qui me dit qu'elle fait toujours précéder son fil de son passe lacet ! elle ajoute que si jamais M. Maisonneuve devient couturière, il changera de théorie.

impose au canal une direction droite et vicieuse, et celle d'arrière en avant en suit les contours (1) ;

4° Qu'il n'est pas conséquemment besoin d'une sonde cannelée ou canaliculée, pour faire la section d'avant en arrière, et pour ouvrir le canal et préparer la voie ;

5° Que d'ailleurs la section d'avant en arrière n'est utile, au point de vue de couper des rétrécissements, que lorsqu'on ne peut pas la faire d'arrière en avant, et que du moment qu'on peut introduire un instrument au-delà du rétrécissement, il est plus simple et plus immédiatement effectif de tirer l'instrument introduit que de le remplacer par une sonde cannelée, la meilleure sonde cannelée ou canaliculée étant le canal lui-même ;

6° Que cette sonde cannelée, bien que d'une simplicité apparente, est d'un usage difficile et souvent impossible, et est nécessairement d'un usage dangereux. Cette sonde cannelée ou canaliculée est nécessairement dangereuse, parce que, introduite, le canal étant ramené à la ligne droite, elle presse fortement sur la partie inférieure de l'urèthre correspondante au ligament suspenseur, et presse également sur la partie supérieure de l'urèthre correspondante au ligament triangulaire, et que ces deux parties antagonistes et pressées doivent être profondément tranchées par la lame qui parcourt l'urèthre ; or, c'est bien rarement là où se trouvent les parties rétrécies. Si, au lieu d'être dirigée en haut et en bas, la rainure de la sonde est dirigée latéralement, elle coupe également les parties indiquées de l'urèthre, qui, tirée fortement en bas et en haut, se rapproche d'autant plus de cette rainure, que le ligament suspenseur, plus court, impose une pression plus grande ; de là chances d'infiltrations et d'hémorrhagies mortelles ; quant aux autres parties saines du canal, elles sont plus ou moins atteintes (2) ;

---

(1) Ici, je ne parle pas pour appuyer ou défendre une manière qui me soit propre. Je parle bon sens, et voilà tout.

(2 Je regarde ces coupures faites dans les parties saines du canal comme dangereuses, en cela qu'elles déterminent surtout, lorsqu'elles sont superficielles, des inflammations érysipélateuses qui déterminent

7º Que le mode de dilatation du passage préliminairement fait, au moyen d'un lithotome, est vicieux, car la lame presse sur *toute la longueur* du canal ; elle presse, si le lithotome est courbe, sur la partie inférieure du canal, où ne se trouvent pas ordinairement les hypertrophies qui obstruent ; elle presse sur une seule ligne lorsque les parties hypertrophiées se trouvent souvent dans des directions dissemblables ;

8º Qu'enfin la section instantanée et simultanée des rétrécissements de l'urèthre n'est pas une opération basée sur la vraie chirurgie, car il n'est pas selon la raison de faire supporter à la partie saine de l'urèthre des incisions qui doivent être faites exclusivement sur les parties malades ; que conséquemment, comparativement à la section isolée des rétrécissements, c'est un pas rétrograde.

J'aurais l'honneur de présenter à l'Académie les developpemens de ces propositions, si ces développemens étaient nécessaires, et je la prie seulement de vouloir bien jeter les yeux sur l'instrument que j'employais pour faire la section *simultanée* et *instantanée* des rétrécissements de l'urèthre. La position de sa lame en indique l'usage.

J'en présente à l'Académie de tous les calibres, des courbes et des droits, affublés ou non de conducteurs, la plupart ont été exécutés, il y a neuf ans, sur des modèles faits en 1831.

Il manque aux quelques faits choisis, que d'ailleurs M. Maisonneuve n'a pas mis en permanence sous les yeux du public médical, faits que vient de publier ce chirurgien, la sanction du temps, sanction toujours respectable, et que réclame spécialement la guérison des rétrécissements de l'urèthre et des autres affections de ce conduit. On trouvera donc ce chirurgien tant soit peu entaché d'illogisme, lorsqu'à ces mots ambitieux de *guérison instantanée*, il ajoute les mots pleins

---

des rétrécissements là où il n'y en avait pas. C'est du moins ce que j'ai observé lorsque j'incisais les urèthres sans bien adresser mes sections aux parties malades.

Du reste, c'est ce qu'on observe sur les doigts coupés, qu'une coupure légère rend souvent plus douloureux et plus enflammé qu'une coupure profonde.

de prévision, *et radicale*, et cela devant des traitemens qui datent d'hier (1) ; or, en chirurgie, le mot *radical* est synonyme du mot *temps*. C'est parce que je suis persuadé de cette vérité, que j'ai pris le parti d'attendre cette sanction, après avoir mis des malades opérés sous les yeux de médecins, et en les maintenant sous cette inspection. C'est dans cette mesure seule, qui malheureusement est interprétée autrement qu'elle ne devait l'être (2), que réside la possibilité de constater sérieusement la persistance des guérisons, et conséquemment la *guérison radicale*. Puissé-je cependant être imité !

Qu'il me soit permis, en finissant cette note, d'adresser mes hommages sincères à mon confrère, qui a senti, tout à fait juste après moi, le danger des bougies et le besoin d'y renoncer, soit qu'on les emploie seules pour traiter les rétrécissements par la dilatation, soit qu'on les emploie à préparer le canal pour y introduire les instrumens qui doivent le diviser, soit qu'on les emploie à maintenir ouvertes les divisions opérées, soit enfin qu'on les emploie à aider aux traitements que j'ai adoptés. Cette idée, que je viens tout récemment de publier, a, je crois, de l'avenir, et je me trouve

---

(1) Mais, ambitieux et imprudent Dr Maisonneuve, remarquez donc que, malgré des centaines de malades opérés déjà *depuis longtemps*, et qui se sont *conservés guéris*, je ne me suis permis d'intituler mon mémoire à l'Académie que MÉMOIRE INTRODUCTIF sur la POSSIBILITÉ de guérir IMMÉDIATEMENT, etc., et que, malgré la persistance du bien-être, je ne me suis pas permis d'affirmer la *radicalité*. Tenez, en définitive, vous avez bien fait de vous moquer de ceux qui veulent être moqués. Vous leur avez montré des instrumens qui ne prouvent rien ; tandis que je ne leur ai montré *que des faits* qui prouvent tout. Aussi vous avez eu les honneurs d'une publicité furibonde, et ma foi... c'est bien joué... si vous ne finissez pas par y perdre. A propos de publicité, je toucherai à cette question.

(2) J'ai l'espérance que l'Académie doit commencer à admettre l'importance de constater d'abord les *faits*. Elle voit où mène l'attention accordée aux moyens ; elle veut avec raison les moyens et les faits, mais qu'elle trouve donc un biais pour empêcher que le moyen ne soit ni gâté ni volé avant qu'il ne soit sanctifié par le fait.

heureux de voir mon confrère daigner l'accueillir avec tant de retentissement, même sans me nommer. Peut-être a-t-il voulu mettre ma pensée à l'abri d'une chute, sous l'importance de son nom, peut-être n'est-ce qu'un oubli ; mais l'oubli des choses anciennes est indépendant de la volonté, et je suis persuadé que M. Maisonneuve regrette déjà son accident de mémoire ; mon confrère a une délicatesse trop pure pour qu'il en soit autrement.

Reproduction d'une partie de la discussion qui a eu lieu à la Société de Chirurgie, à l'occasion de la prétendue guérison **instantanée** *et* **radicale** *du rétrécissement de l'urè-thre, rêvée par M. le docteur Maisonneuve, et présentée avec décence et modestie à l'Académie des sciences, par ce chirurgien, dans la mémorable séance du 14 mai 1855.*

(Gazette des Hôpitaux du 22 mai.)

GAZETTE DES HOPITAUX DU 5 JUIN.

SÉANCE DU 23 MAI 1855.

M. MAISONNEUVE fait à la Société l'exposé de la nouvelle méthode d'uréthrotomie qu'il a communiquée à l'Académie des sciences, et montre les divers instruments qu'il a fait construire à cet effet.

M. VIDAL demande que la Société veuille bien mettre à l'ordre du jour de sa prochaine séance la question de l'uréthrotomie, sur laquelle il importe que chacun dise ce qu'il sait. Cette proposition est appuyée.

GAZETTE DES HOPITAUX DU 9 JUIN.

SÉANCE DU 30 MAI 1855.

M. VIDAL. La courte communication que M. Maisonneuve a soumise à la Société fait l'objet d'un mémoire imprimé que tout le monde a entre les mains. On trouve dans ce mémoire deux points principaux qu'il convient de discuter à part.

1° Il s'agit de l'introduction dans les rétrécissements d'une bougie fine :

2° Cette bougie, ayant franchi le rétrécissement, sert de conducteur, au moyen d'un mécanisme très simple, à un instrument tranchant destiné à diviser l'obstacle d'avant en arrière ; elle conduirait, à la rigueur, tout autre instrument que l'uréthrotome, c'est-à-dire un porte-caustique (**oh ! oh !**) ou même un dilatateur brusque.

Le premier point domine la question, car franchir le rétrécissement est certainement le but le plus important, celui qui est souvent le plus difficile ; tous les rétrécissements *ne sont pas franchissables*, et il est arrivé à tous les chirurgiens d'*échouer* dans cette opération préliminaire, quelque patience que l'on y mît, quelques variées que fussent les manœuvres. Tantôt on essaie en vain avec une bougie filiforme, et c'est une grosse bougie qui passe, ou une bougie à boule, ou une bougie de cire ; tantôt on pénètre en tordant le bout de la bougie, ou en lui imprimant une sorte de mouvement de vrille déjà recommandé par Desault. Dans un cas où tous les moyens avaient échoué, M. Vidal franchit l'obstacle en faisant le *tour de maître* et en exécutant une rotation, une sorte de mouvement de vrille, quoique cela paraisse difficile à obtenir avec un cathéter courbe et rigide.

D'autres fois on est obligé de recourir au procédé de Dupuytren, qui consiste, comme on le sait, à appuyer l'extrémité d'une bougie contre le rétrécissement. Il arrive parfois que celle-ci s'engage spontanément sans qu'on sache si c'est réellement par une action vitale, comme le croyait le chirurgien de l'Hôtel-Dieu, ou par tout autre mécanisme.

Toujours est-il que, malgré toutes ces tentatives on *échoue* encore assez fréquemment et qu'il existe des rétrécissements *réellement infranchissables*. Ce n'est pas parce que l'ouverture du point rétréci manque, mais bien parce qu'on ne peut pas s'y engager ; on sait, en effet, que ce n'est que bien rarement qu'on constate l'oblitération complète de l'urèthre, cette oblitération n'ayant été observée que dans des cas très exceptionnels d'abcès, de tumeurs péri-uréthrales ou de fistules urinaires très anciennes, etc., etc.

Or, cette difficulté très réelle, M. Maisonneuve l'a complètement passée *sous silence* ; il faut d'abord, dit-il, engager une bougie fine, et, lorsque cela est obtenu, on tient le rétrécissement, et l'affaire est faite. Rien n'est plus vrai ; mais il faut d'abord passer cette première bougie, il faut trouver moyen de conduire le conducteur de l'uréthrotome. Il est à regretter que M. Maisonneuve n'ait rien dit de nouveau à cet égard. et qu'il se soit contenté de dire qu'il fallait recourir pour cela aux préceptes connus ; ces préceptes *par malheur sont vagues et incertains.* M. Maisonneuve aurait donc rendu un grand service en disant comment *il s'y prend* pour franchir tous les rétrécissements, car d'*après le titre de son mémoire* il ne parait pas qu'il en ait rencontré d'infranchissables.

Mais supposons la bougie passée ; on procède à la section ; on n'a pas besoin de volumineux instruments comme ceux de M. Reybard, car on coupe d'avant en arrière, et c'est pour M. Maisonneuve un grand avantage.

Il faut d'abord observer qu'il existe deux variétés principales de rétrécissements (**et bien d'autres secondaires**) : les uns inflammatoires, qui sont de véritables uréthrites qu'il faut traiter comme telles et qu'on ne peut songer à sectionner, les autres dits organiques ou fibreux ; cette variété, si commune, a été très bien étudiée par M. Reybard, qui a reconnu dans le tissu qui les compose des propriétés remarquables, et entre autres une rétractilité incessante, énergique, qui agit sans relâche après la dilatation temporaire, et qui, en un mot, assimile complètement ce tissu à celui des cicatrices.

Voici des rétrécissements que l'on peut couper ; il est clair que le résultat IMMÉDIAT de la section est avantageux ; l'ouverture est agrandie, le malade urine facilement. Mais est-il permis d'appeler cela la cure radicale ? L'incision qu'on vient de pratiquer dans ce tissu inodulaire lui ôte-t-elle ses propriétés de rétractilité? Point du tout; les incisions n'ont jamais modifié la tendance au retrait des cicatrices, et il suffit de rappeler ce qu'on obtient par ce moyen dans les coarctations des paupières, de la bouche, etc., etc. C'est l'extirpation du tissu cicatriciel et non pas une incision qu'il faudrait faire pour avoir la cure radicale. (**Bravo M. Vidal.**) Ainsi, le mot de *cure radicale* ne convient point à la simple incision que met en usage M. Maisonneuve.

Notre collègue, après l'uréthrotomie, simplifie le traitement en supprimant la dilatation consécutive. (**Vous vous trompez, M. Vidal, la dilatation consécutive a été supprimée par moi, vous le savez bien.**) Cette opération est, suivant lui, superflue, et pour preuve qu'il n'est pas besoin d'écarter mécaniquement les lèvres de l'incision, il cite pour exemple le méat urinaire, qu'on incise si souvent et qu'on élargit de cette façon sans introduire de sonde. L'exemple paraît mal choisi à M. Vidal, car lorsqu'il y a rétrécissement du méat à la suite d'un chancre ou de toute autre ulcération, l'incision n'empêche pas le rétrécissement de se reproduire avec beaucoup d'opiniâreté, et quand le méat est sain son débridement est loin de réussir toujours à l'agrandir d'une manière permanente (**elle se rétrécit souvent**).

M. Vidal demande que cette discussion soit sérieuse, solennelle, parce que la dernière communication de M. Maisonneuve a fait sensation dans le corps médical, et même au dehors. Cette question a, en effet, le privilége d'intéresser vivement les gens du monde; elle l'a eu de tout temps, et de dix ans en dix ans, elle est remise à l'ordre du jour. Autrefois c'était Ducamp, un peu plus tard Mayor; on ne parlait alors que de la *guérison simple.* MM. Syme et Reybard sont venus, qui ont cherché et trouvé la *cure radicale.* Aujourd'hui il s'agit de la *cure radicale et instantanée;* M. Maisonneuve a imaginé pour sa part l'*instantanéité.* (**Lisez la note de la page** 23.)

Un mot, en terminant, sur la méthode des grandes incisions. Il y a deux procédés principaux : M. Reybard les pratique de dedans en dehors ; M. Syme suit la marche inverse. Or, M. Vidal n'est partisan d'aucun de ces procédés ; la méthode en elle-même lui paraît vicieuse, car les deux procédés ont amené des désastres. L'opération de Syme a été violemment attaquée en Angleterre par MM. Attold et Lizars, qui ont *rassemblé contre elle des faits accablants.* L'opération de M. Reybard elle-même a eu des revers, et M. Vidal a vu des opérés qui étaient en état de récidive. Cependant, s'il fallait se décider entre les deux, c'est *à la pratique de M. Syme qu'il faudrait donner la* PRÉFÉRENCE. Elle est grave, sans doute, mais au moins elle est sûre dans son manuel et logique dans sa conception ; on n'agit point au hasard. En ayant sous les yeux le tissu morbide on est certain de le diviser; on pourrait peut-être même l'extirper, ce qui serait le moyen le plus assuré d'obtenir la guérison. (**Ce qu'il faudrait faire, c'est de l'extirper sans inciser le périnée.**)

Dans l'immense majorité des cas on ne doit pas songer à l'uréthrotomie, on doit s'estimer heureux quand le rétrécissement est franchi, et s'en *contenter* (**mais les malades ne s'en contentent pas**), car la dilatati on devient dès lors possible. (**Lisez mon livre.**)

M. Maisonneuve est d'autant moins autorisé à parler de la guérison radicale de ses opérés, que ces opérations sont très récentes, et que le temps n'a point encore prononcé sur leurs résultats ultérieurs.

M. RICORD a été très surpris, très ÉMU de la publication de M. Maisonneuve. Il a FRÉMI en songeant que la section des rétrécissements y était présentée comme méthode générale, applicable d'emblée à tous les cas ; cette pratique lui a paru d'une AUDACE *extrême*.

Comme M. Vidal, M. Ricord admet qu'il existe un bon nombre de rétrécissements *infranchissables* (**très peu pour moi, s'il en est**), et en voyant que cette circonstance n'avait pas même été prise en considération, il a été obligé de relire la signature de M. Maisonneuve au bas de l'article, pour être convaincu que la rédaction en était due à un chirurgien ayant vu un nombre de cas suffisant. Il y a des rétrécissements qui *restent infranchissables* après toutes les manœuvres les plus patientes, les plus variées.

M. Ricord a vu les bougies de M. Maisonneuve : elles sont très fines, très molles, elles n'ont rien de spécial ; tout le monde les emploie. Si donc ce dernier a un moyen PARTICULIER de les faire passer à travers les obstacles, il ferait bien de le FAIRE CONNAITRE, afin que tout le monde pût en profiter.

Arrivant à l'uréthrotomie, M. Ricord convient qu'il vaut mieux inciser avec l'aide d'un conducteur et sans guide, mais les instruments ordinaires sont très suffisants (**non**), et le bout de bougie qui pénètre dans la vessie est parfaitement inutile (**parfaitement**). L'uréthrotomie, il est vrai, peut rendre des services ; mais il ne faut y avoir recours qu'avec la plus grande réserve et lorsqu'on y est absolument forcé par la nécessité. De telle sorte qu'on peut poser en principe que cette opération n'est *justiciable* que lorsqu'il est *impossible de faire autrement*.

Il a lu avec étonnement ce que M. Maisonneuve a dit de l'emploi des bougies et de la dilatation en général. La proscription de ce moyen si simple, si utile, les reproches formulés contre cette méthode lui ont paru un véritable sacrilége. (**Il n'y a pas de sacrilége à proscrire un moyen nuisible. J'engage M. Ricord à lire mon livre. Son reproche s'adressant à moi, je réponds.**) (1) Certainement, le cathétérisme des rétrécissements et leur dilatation n'est pas sans inconvénients et même sans dangers; mais si on veut les comparer sous ce rapport avec l'uréthrotomie, il faut mettre en regard le nombre des cas dans lesquels on emploie les deux méthodes, et compter combien on traite de rétrécissements par la dilatation et combien par la section. (**Ces deux méthodes sont mauvaises.**)

---

(1) Que l'on remarque l'accord unanime de mes confrères de la Société de chirurgie pour se taire à mon égard. Lisez l'allocution de la fin (page 53).

L'uréthrotomie cause de bien nombreux et de bien cruels déboires : que d'accidents sont arrivés entre les mains de M. Reybard lui-même ! M. Ricord en a observé un grand nombre pour sa part. Comment donc M. Maisonneuve peut il donner cela comme une opération innocente, simple, légère, sans accidents, et dire qu'il ne s'écoule pas même une goutte de sang ?

M. Ricord a vu pour sa part une hémorrhagie terrible à la suite d'une section qu'il a faite à un rétrécissement situé près du bulbe ; l'écoulement sanguin a duré toute la nuit : on a eu la plus grande difficulté à l'arrêter, et le malade ne s'est rétabli que lentement et à grand'peine.

Membre de la commissiou de l'Académie pour le prix d'Argenteuil, M. Ricord a signé le rapport qui donnait ce prix à M. Reybard ; mais ce n'est pas pour SES AFFREUX IMSTRUMENTS : (**Lisez la note de la page 9**) Ie mémoire renfermait des études très sérieuses sur les rétrécissements, des idées très originales, et c'est ce qui a décidé M. Ricord ; de telle sorte qu'il peut dire qu'il a voté pour tout, *excepté pour la partie thérapeutique*, POUR L'URÉTHROTOMIE. (**Changez votre rapport.**)

Il rejette d'autant plus les instruments de M. Reybard qu'ils sont volumineux, et que lorsque le rétrécissement les a admis on peut uriner seul, ce qui suffit au malade et doit contenter le chirurgien. (**Non.**)

La section des rétrécissements donne, il est vrai, des résultats immédiats heureux ; l'urine est rendue sur-le-champ et sans difficulté (**pas toujours, il s'en faut**), l'opéré est satisfait (**pas toujours, il s'en faut**). Tout va bien s'il n'y a ni hémorrhagie, ni infiltration d'urine, ni inflammation, ni abcès, ni phlébite, ni infection purulente (**comptez donc les accidents nerveux, les fièvres typhoïdes et les intermittentes pernicieuses**) ; mais combien de cures radicales obtient-on? On l'ignore. Où est la garantie que la cicatrisation ne reproduira pas l'obstacle? M. Reybard a bien, à la vérité, montré l'urèthre de chiens auxquels il avait fait l'uréthrotomie (**les chiens n'ont pas eu de blennorrhagies et ont le canal sain**) ; on y voyait les deux lèvres de la plaie cicatrisées isolément et réunies par une portion de cicatrice molle et flexible. M. Ricord lui-même a vu l'urèthre d'un homme opéré mort d'une affection étrangère, et cet urèthre offrait bien la disposition annoncée par le chirurgien lyonnais. Mais ces résultats sont ils constants, sont-ils définitifs? Il y a déjà des faits qui prouvent que le contraire peut avoir lieu. Dans tous les cas, cela ne prouverait pas que l'uréthrotomie soit toujours simple et innocente. (**A tout cela que répondre, si ce n'est, constatez les faits.**)

M. Maisonneuve, qui supprime (**vous me volez, Ricord,**) les sondes après la section comme inutiles et dangereuses, prend pour exemple le débridement du méat urinaire, qui se maintient très bien sans corps dilatant. Cet exemple est mal choisi, et, comme M. Vidal l'a déja dit, tous les chirurgiens savent combien il est précisément difficile d'empêcher le méat urinaire débridé de se cicatriser de nouveau et de revenir à son étroi-

tesse primitive. Aussi M. Ricord a-t-il l'habitude de faire au méat un ÉNOR-
ME débridement pour obtenir une ampliation notable ; il fait une incision
très exagérée pour avoir un résultat même minime. Il y a une telle tendance à la formation de rétrécissements à la suite des plaies de l'urèthre
(**cela dépend**), même quand celui-ci est sain (**voyez la note 2 de
la page** 32), que cet inconvénient se montre presque toujours à la
suite de l'amputation de la verge ; aussi est-il nécessaire de modifier
d'une manière particulière le manuel de cette dernière opération et
d'arriver à créer une espèce d'hypospadias accidentel. (**Importante
observation et digne de Ricord.**)

M. Ricord expose ici en quelques mots le procédé auquel il s'est définitivement arrêté pour l'amputation de la verge.

Quant à l'appareil instrumental de M. Maisonneuve, il n'a rien de
neuf. Il se compose de la canule et de l'uréthrotome de M. Ricord lui-
même ; il n'en diffère que par l'addition d'une bougie, qui est inutile
(**et nuisible, lisez l'aveu d'un coupable, pages** 22 et 28) :
c'est à l'aide de cet instrument que M. Ricord et bien d'autres ont pratiqué l'opération.

M. GIRALDÈS. La discussion depuis son origine s'est déjà élargie. Il
ne s'agit plus seulement de M. Maisonneuve, M. Syme et sa pratique
sont également mis en question ; enfin le cathétérisme des rétrécissements lui-même a été soulevé. Relativement à ce dernier point, M. Maisonneuve ne peut avoir la prétention de franchir tous les rétrécissements (**cependant il l'a**), car il y en a de réellement infranchissables, non-seulement sur le vivant, mais encore lorsque après l'autopsie
on a entre les mains *la pièce pathologique* (**cela m'est arrivé plusieurs fois**). C'est un fait que M. Maisonneuve ne peut ignorer, et il
suffirait de lui rappeler une pièce recueillie par M. Nélaton, une autre
par M. Sédillot, dans lesquelles un stylet très fin ne put jamais être
engagé dans la lumière des rétrécissements ; on comprend bien que
sur le vivant jamais on n'avait pu introduire de bougies. (**Je passe-
rai.**)

Mais supposons la difficulté vaincue, il faut juger la valeur clinique
des divers procédés de section. Or, celui de M. Maisonneuve ne peut pas
être discuté en ce moment ; on ne pourra le faire que lorsque l'on aura
sous les yeux les observations (**ce qui signifie le commencement et la FIN, c'est une affaire de noms, de rues et de
numéros**). On ignore, en effet, combien de malades ont été opérés,
combien d'accidents, et quels accidents se sont montrés, à quelle époque remontent les opérations, etc., etc.

Le procédé de M. Syme, au contraire, est connu depuis longtemps ;
les opérations sont nombreuses (**depuis six mois que j'ai publié
mon livre, j'en ai opéré et guéri davantage**) ; elles ont été
discutées ; on peut donc commencer à porter un jugement sur cette
méthode. (**Pas du tout, les malades opérés, on les a perdus
de vue.**)

M. Syme a fait 108 fois son opération ; il n'accuse que deux morts (**j'en ai vu opérer un, un seul, en 1829, par Antony White, à l'hôpital de Westminster, il est mort promptement, c'est peut-être un de ces deux-là**) dues, suivant lui, à des causes indépendantes de l'uréthrotomie. Quelques malades ont conservé DES FISTULES, mais ils étaient dans de mauvaises conditions de santé générale, et on pouvait accuser le défaut de la propriété plastique. (**Puisqu'ils n'avaient pas de propriétés plastiques, il ne fallait pas leur faire des trous.**)

Par MALHEUR, dans la seconde édition de son ouvrage. M. Syme ne rapporte *que 16 observations sur les 108 cas qu'il a opérés*, de telle sorte qu'on est OBLIGÉ de s'en rapporter entièrement à lui pour les autres faits, ce qui est fâcheux. (**Alors ne dites donc pas qu'on peut porter un jugement sur cette méthode.**)

Il est vrai que dans les mains d'autres chirurgiens de la Grande-Bretagne, l'uréthrotomie a donné des résultats noblement différents, et a entraîné beaucoup plus de revers. Ainsi, en analysant 45 cas, on trouve *quatre morts* (**est-ce tout ?**) et d'assez nombreux accidents.

M. Syme attribue cette différence à plusieurs causes. L'opération, suivant lui, a été faite sans méthode ; on s'est fourvoyé dans le périnée. (**Mais une opération dans laquelle on peut se fourvoyer dans le périnée, est une mauvaise opération**). Si on a eu des hémorrhagies. c'est qu'on ne s'est pas rigoureusement conformé au précepte d'inciser sur la ligne médiane, les incisions latérales exposant beaucoup à la blessure des vaisseaux. A ce propos, M. Syme s'élève énergiquement contre le procédé de M. Reybard (**M. Syme coupe le périnée, va chercher l'urèthre profondément quelquefois, enlève la partie malade de ce canal, et conséquemment ce canal. y met une sonde à demeure, cherche à faire cicatriser sur ce moule, etc., etc. M. Reybard dilate d'abord, et cela fait, il introduit un instrument armé d'une lame formidable et incise presque jusqu'à la peau externe; dans les deux opérations, il y a donc chances d'hémorrhagie, d'infiltration urinaire et purulente, de fièvres thyphoïdes pernicieuses, d'intermittentes pernicieuses, de fistules incurables, etc., etc., l'un vaut l'autre, choisissez**) et contre le jugement de l'Académie de médecine de Paris. (**Il n'y a plus de raison pour cela, l'Académie se rétracte par les aveux des membres de sa commission. Voyez la note de la page 9**).

On peut peut-être se rendre compte jusqu'à un certain point des différences de la pratique de M. Syme et de celle des autres chirurgiens de son pays ; elles résident dans les conditions dans lesquelles l'uréthrotomie a été pratiquée. Le premier opère par sa méthode la plupart des rétrécissements (**de manière que pour un cas simple, on professe qu'il faut faire une opération d'une haute gravité... et c'est M. Giraldès qui dit cela !!**) ; les mauvaises chances se trouvent alors BALANCÉES par les bonnes, et celles-ci dominent. Les autres chirurgiens réservant l'uréthrotomie pour les cas désespérés, et quand tous les autres moyens ont échoué, les revers, les accidents doivent être plus nombreux, et c'est ce qui a lieu en effet.

M. Lizars (d'Edimbourg) a attaqué les opérations de M. Syme avec beaucoup d'âcreté, et il CONTESTE FORMELLEMENT les résultats annoncés par son confrère. Il ne serait pas juste de porter un jugement d'après ces assertions contradictoires, et les termes injurieux employés par M. Lizars interdisent à la Société de chirurgie de s'engager directement entre les deux adversaires. (**Bien à plaindre seraient les pauvres rétrécis s'il n'y avait pour les guérir que l'incision du périnée, l'extraction d'une partie du canal et le moulage sur une sonde... et c'est dans une Société de chirurgie recommandable à bien des titres que l'on entend dire de pareilles choses!! M. Lizars a raison. J'ajoute qu'un canal fait ainsi ne se conserve pas. On n'en connaît pas un cas** *bien avéré*.)

M. DEBOUT a eu l'occasion de se renseigner sur la méthode de M. Reybard auprès des chirurgiens de Lyon eux-mêmes ; la plupart sont d'accord pour proscrire cette opération. A leur connaissance, elle a donné des résultats DÉPLORABLES entre les mains de l'inventeur lui-même et de ceux qui l'ont imité. Depuis longtemps ils ont COMPLÉTEMENT abandonné l'uréthrotomie.

Ici M. Maisonneuve, PRESSÉ *par le temps*, demande à répondre quelques mots, mots qui ne contredisent en rien les objections qu'on lui fait ; il cite un cas heureux de sa méthode qui date *d'avant-hier* et qui cependant est *radical*. Il finit par dire : « qu'il a obtenu ses guérisons radicales par » *l'autorité de l'Académie*, qui a déclaré que l'*uréthrotomie* » amenait la cure radicale des rétrécissemens ; or, comme » lui, docteur Maisonneuve, fait l'*uréthrotomie*, lui, docteur » Maisonneuve, obtient donc la cure radicale (*sic*). » Ainsi, dit-il, *il faut s'attaquer au jugement de l'Académie s'il n'obtient pas la cure radicale*.

Il oublie d'ajouter que, comme il obtient *évidemment la cure radicale*, l'Académie n'est pas coupable.

M. le docteur Maisonneuve prend la fuite après avoir prononcé ce majestueux janotisme.

Je reprends la discussion.

GAZETTE DES HOPITAUX DU 12 JUIN.

CONTINUATION DE LA SÉANCE DU 30 MAI 1855.

M. Lenoir avait demandé la parole ; mais M. Maisonneuve ayant été *obligé* (**M. Maisonneuve était pressé d'objections… et de s'en aller**) de quitter la séance, M. Lenoir remet à la suivante les réflexions qu'il avait à produire. (**Vous le manquerez, mon cher Lenoir, et par votre faute. Il ne faut pas prévenir un moineau quand on veut lui mettre du sel sur la queue.**) La discussion continue néanmoins en l'*absence* de M. Maisonneuve (**qui brille alors par son absence**).

M. Gerdy. La discussion a complètement changé de face. On avait fait à M. Maisonneuve divers reproches ; il désavoue les propositions qui lui avaient été contestées ; comme tout le monde, il reconnaît qu'il y a des rétrécissements infranchissables. Il n'attache pas aux mots de cure radicale un sens rigoureux ; enfin, il paraît céder sur plusieurs points. M. Gerdy, après cette constatation, examine successivement quelques faits relatifs à la question générale.

Il existe, il est vrai, des rétrécissements INFRANCHISSABLES ; mais cela veut dire infranchissables aux instruments ; quelquefois cependant on arrive à s'y engager soit avec les bougies tortillées, soit en manœuvrant la sonde de diverses manières ; mais en pareil cas on ne procède réellement que par tâtonnement, et c'est le hasard (**il faut pénétrer par des moyens calculés et non par hasard**) seul qui rend parfois plus heureux et qui permet à la bougie de s'engager. Sous ce rapport, la bougie filiforme de M. Maisonneuve n'a rien de spécial ; son passage est aussi fortuit que celui de toutes les autres. Mais il existe une cause sur laquelle on n'insiste pas assez et qui rend cependant un rétrécissement infranchissable quelquefois pendant un temps plus ou moins long. Cette cause réside dans l'inflammation ou la congestion qui gonfle les parois du canal ou le tissu morbide, et qui obstrue momentanément le passage. (**Bonne observation.**) Au lieu de lutter à plusieurs reprises contre cet obstacle et de fatiguer le canal par des tentatives répétées, M. Gerdy abandonne le rétrécissement à lui-même et s'adresse uniquement à la rétention d'urine ; pour cela, *il fait la ponction de la vessie.* (**Oh ! Gerdy, il vaut mieux passer.**) Cette opération fait cesser les accidents, diminue beaucoup la congestion du canal de l'urèthre, de telle sorte qu'au bout d'un temps variable de deux à quatre ou à huit jours, le point rétréci, naguère infranchissable, admet facilement un corps dilatateur. (**Mon ami Gerdy, si jamais vous êtes un rétréci aux abois, je vous proposerai votre moyen.**)

La ponction de la vessie est par elle-même *tout à fait innocente* (**oh ! oh !**) et n'entraîne *point d'inconvénients* (**oh ! oh !**) ; c'est, au contraire, un *palliatif* (**une des opérations les plus graves…**

un palliatif!!!) puissant. M. Gerdy y a déjà eu recours un certain nombre de fois, et il a toujours eu à s'en louer ; il est maintenant complétement édifié sur son innocuité. (**Très bien!**)

Relativement à la cure radicale, elle PASSE pour être impossible à obtenir, parce que, dit-on, on a affaire à un tissu fibroïde qui tend toujours à se rétracter et qui n'est point susceptible de résolution. Cette opinion est trop absolue et souffre quelques exceptions. La rétraction du tissu fibroïde est souvent due à l'inflammation, et l'on arrive à en triompher parfois à l'aide des antiphlogistiques (**oui, pour diminuer un peu, non pas pour guérir**).

M. Maisonneuve proscrit l'emploi des sondes après l'uréthrotomie. (**C'est moi, mon ami Gerdy, c'est moi.**) Cette idée est acceptable (**merci**) ; il est possible, en effet, que le contact de corps étrangers avec les lèvres de la plaie uréthrale récente soit une cause d'irritation et d'accidents inflammatoires. (**Merci.**)

Il est incontestable que l'uréthrotomie de MM. Syme et Reybard peut amener des accidents. M. Gerdy en a vu lui-même ; il a observé des hémorrhagies TERRIBLES, des inflammations graves, etc. Cependant, comme membre de la commission d'Argenteuil, il a adopté le rapport qui couronnait M. Reybard. Mais la récompense décernée ne s'adressait pas à l'uréthrotomie (**à la note, à la note de la page** 9), mais bien plutôt aux études d'anatomie et de physiologie pathologiques faites par cet auteur. Dans les divers mémoires présentés pour les prix, il n'y avait aucun progrès bien saillant pour le traitement, mais dans le mémoire couronné, il y avait des idées neuves, des faits importants : c'est ce qui a décidé le choix du lauréat. (**Bon choix.**) M. Gerdy a adopté en cela les idées formulées par le rapporteur de la commission. (**Le rapporteur de la Commission appelle l'opération de M. Reybard** CONQUÊTE **de la chirurgie moderne. Arrangez vous donc, messieurs les commissaires.**)

M. VOILLEMIER regrette que cette discussion n'ait pas pour objet un travail sérieux (**c'est mordant !**) apportant dans la science quelques faits nouveaux ou importants ; car, après les CONCESSIONS qu'a déjà faites M. Maisonneuve et celles qu'il fera sans doute encore, *on verra qu'il ne s'agit ici que d'une petite modification apportée à un instrument bien connu, d'un bout de bougie ajusté à un uréthrotome.* Ainsi, notre collègue avait dit qu'il n'y avait plus pour lui de rétrécissements infranchissables, et il vient de CONVENIR de la manière la plus explicite qu'il existe, pour lui comme pour tout le monde, des obstacles qu'il ne peut franchir. On pouvait croire aussi, au premier abord, qu'il voulait remettre en honneur les larges incisions de l'urèthre, à peu près abandonnés aujourd'hui, malgré les intéressants travaux de M. Reybard; mais il vient de dire, au contraire, qu'il leur PRÉFÈRE les petites incisions. Pour les accidents particuliers aux plaies de l'urèthre, il n'en est pas plus exempt que d'autres, et, *bien que ses opérations soient de date très récente, nous savons qu'il en a déjà éprouvé.*— Quant à la cure radicale qu'il annonce comme le résultat immédiat et certain de ses opérations, ce ne peut être *qu'une* ERREUR *de la part de notre collègue.* Quel est l'homme qui, ayant fait de la chirurgie, oserait promettre au public une guérison définitive le lendemain d'une opération? Nous ne doutons pas que M. Maisonneuve ne nous sache gré d'avoir considéré son assertion comme un *lapsus*, une ERREUR *d'entraînement qu'il se hâtera de confesser.* (**Quelles bonnes dents!... pas si fort.**)

Disons-le cependant, par les instruments dont il se sert, par la manière dont il les emploie, notre collègue avait quelque droit de dire qu'il fait AUTREMENT que tout le monde. Ses idées sur l'uréthrotomie sont assez EXCENTRIQUES pour qu'il puisse les réclamer comme siennes (**ironique dans la morsure**); mais qu'il nous soit permis de les examiner : au lieu de suivre l'exemple des autres chirurgiens, qui commencent par dilater les rétrécissements étroits qu'ils veulent inciser, notre collègue introduit d'emblée dans l'urèthre le tube cannelé d'un uréthrotome délié, à l'extrémité duquel il a adapté un bout de bougie qui lui sert de conducteur. Celui-ci une fois placé dans le rétrécissement, il pousse le tube pendant un temps plus ou moins long, avec plus ou moins de force (***force et bougie sont deux mots antipathiques***), de manière à lui faire franchir l'obstacle. Alors il pousse dans la cannelure du tube une tige pourvue à son extrémité d'une petite lame semi-olivaire qui doit couper le rétrécissement, et le rétrécissement seul. Quand IL LE PEUT, il introduit dans l'urèthre le lithotome du frère Côme, dont il développe plus ou moins la lame et auquel il imprime un mouvement de traction de plusieurs centimètres (**mais puisqu'on vous dit que ça ne fait pas de mal et que ça ne saigne pas**); de cette façon encore, il prétend diviser (**mais il le divise..., quand il y est**) le rétrécissement, et rien que le rétrécissement. Avec les autres procédés, ajoute-t-il, on attaque le rétrécissement d'avant en arrière ou d'arrière en avant, *mais on s'expose à couper les parties saines du canal en avant ou en arrière de l'obstacle.* Lui, *il divise le rétrécissement de dedans en dehors;* il n'attaque que le rétrécissement, ne divise que les points malades, sans *intéresser les parties saines.* C'est là, dit-il, ce qui établit la méthode. Nous voilà déjà bien loin du bout de bougie qui semblait constituer toute l'invention de notre collègue. Nous reviendrons sur ce point.

Mais n'est-il pas étrange de voir M. Maisonneuve *accuser* les chirurgiens de léser les parties saines du canal, de *couper autre chose* que le rétrécissement, quand tous ceux qui se sont occupés d'uréthrotomie ont fait les plus grands efforts (**efforts toujours vains**) pour éviter cet accident ! il oublie donc que tous les uréthrotomes sont gradués (**comme cela est utile avec un organe qui change à tout moment de longueur!**), pourvus d'un renflement vers leur extrémité (**pas tous, Dieu merci**); pour préciser le siége du rétrécissement, limiter son étendue, afin que l'action de la lame ne porte que sur les points rétrécis ? Lui seul néglige ces précautions, et il accuse les autres ! Le lithotome, assure-t-il, ne coupe que les parties indurées, tandis que les parties saines fuient devant sa lame. S'il en est ainsi, pourquoi les parties saines ne fuiraient-elles pas devant la lame des uréthrotomes ordinaires? Est-ce parce que la lame du lithotome est plus forte, plus courbe, portant sur une grande longueur du canal, qu'elle aurait le privilége étrange de respecter davantage les tissus? Et quand le rétrécissement est divisé, qu'est ce donc qui avertit la lame de ne plus couper? Pour arriver à la base du rétrécissement, comment cette longue lame fait-elle pour épargner les tissus placés au-devant et en arrière du rétrécissement? Il faudrait au moins quelques dissections, quelques pièces pathologiques pour faire accepter des faits aussi étranges. Mais notre collègue a pris soin de nous dire que son procédé était de date trop récente, qu'il n'avait pas encore eu de cas de mort. J'ai été moins heureux que lui. Chez un homme que j'avais opéré par la méthode de M. Reybard, pour un rétrécissement de la portion antérieure de la verge (**qu'est-ce que cela doit être pour la partie profonde**?), j'ai vu se développer un érysipèle, des accidents d'infection purulente et la mort s'ensuivit. Alors j'ai pu constater quels désordres pouvait entraîner une incision qui pourtant n'avait pas 2 centimètres d'étendue. S'il s'agissait de discuter ici la valeur des grandes incisions, je pourrais citer encore un cas déjà rapporté par M. Reybard, et qui m'appartient. Il s'agit d'un homme qui se trouvait dans mon service à l'hôpital de la Pitié. Notre confrère, M. Reybard, m'avait demandé de lui appliquer sa méthode, et je m'y étais refusé, le trouvant dans des conditions qui devaient exclure toute espèce d'uréthrotomie. Un matin, je ne trouvai plus le malade à son lit; il était sorti. Quelque temps après M. Reybard vint me prier de recevoir dans mon service un homme qu'il avait opéré dans le service de Blandin, et qui ne recevait pas les soins qu'il désirait lui voir donner. Je l'acceptai. Ce malade était le même qui avait quitté mon service. C'est à peine si je pus le reconnaître, tant il était changé. Il était épuisé par des hémorrhagies continuelles, qui furent très difficiles à arrêter par une compression directe opérée sur le périnée, le repos absolu et des soins généraux. S'il a fini par guérir, il peut bien en rendre *grâces à Dieu*. Mais laissons ce sujet, car j'oublie que M. Maisonneuve, avec la terrible lame du lithotome, a la prétention de ne faire que de petites incisions.

Si nous revenons à l'uréthrotome que notre collègue a allongé d'un bout de bougie conducteur, je pourrais lui faire remarquer que ces conducteurs ne sont pas nouveaux; que la plupart des uréthrotomes sont munis d'une tige métallique qui s'introduit dans le rétrécissement et précède la lame; que des bougies molles ont été adaptées à des porte-caustiques (**j'ai fait cela en 1824**) pour les guider dans l'étroite voie des rétrécissements. Je pourrais lui faire remarquer encore qu'il est certains urèthres qui supportent avec la plus grande peine la bougie la plus déliée, qu'on ne parvient à la dilater un peu qu'à force de patience et de soins; pense-t-il qu'il y ferait pénétrer sans danger sa bougie conductrice et son uréthrotome à la suite, que les efforts qu'il serait obligé de faire et qu'il terminerait par une incision ne pourraient pas amener les plus graves accidents? Mais je laisse ces questions de détail, ces petits perfectionnements d'instruments, et il me suffit d'avoir prouvé combien les nouveaux moyens employés par notre collègue sont loin de tenir les promesses qu'il avait si imprudemment faites. (**Il y a là un *r* de trop.**)

M. VIDAL. Cette discussion, malgré son point de départ, est loin d'avoir été inutile, et il se félicite de l'avoir soulevée. Il importait beaucoup *de faire expliquer M. Maisonneuve et de lui faire* RECTIFIER les assertions renfermées dans son mémoire. Or, on a OBTENU, sous ce rapport, *tout ce qu'on pouvait désirer;* il a DÉSAVOUÉ la plupart de ses opinions, et RECONNU qu'il passait à travers les rétrécissements là où TOUT LE MONDE passe; et quant à la *cure radicale instantanée,* sur laquelle l'auteur a tant insisté dans son mémoire, on voit qu'il n'y TIENT PAS BEAUCOUP maintenant, et qu'il NÉGLIGE ce point pour s'occuper surtout du côté MANUEL de son procédé. (**Résumé clair et précis.**)

M. LARREY regrette vivement que M. Maisonneuve se soit RETIRÉ *avant la fin* de la discussion. Il propose donc que M. le secrétaire l'engage OFFICIELLEMENT à assister à la continuation de la discussion dans la séance suivante. (**Larrey voudrait** *pouvoir sonner* **le** *revoir,* **mais il fera** *buisson creux.*)

M. RICORD s'applaudit beaucoup d'avoir vu M. Maisonneuve modifier RADICALEMENT ses premières opinions, et changer la substance de son mémoire à tel point qu'on peut dès aujourd'hui en admettre une seconde édition. Ces explications étaient indispensables, et on ne saurait en méconnaître l'importance.

— La séance est levée à cinq heures et demie.

Le vice-secrétaire, Dr VERNEUIL.

GAZETTE DES HOPITAUX DU 19 JUIN 1855.

SÉANCE DU 6 JUIN 1855.

Le procès-verbal de la précédente séance est lu et adopté.

— M. RICORD ajoute quelques remarques à celles qu'il a faites déjà sur la communication de M. Maisonneuve. Il soutient qu'il n'y a rien de nouveau dans l'addition d'une bougie conductrice qui précède l'uréthrotomie. En effet, on se sert depuis longtemps de porte-caustiques qui sont précédés d'une bougie étroite, et depuis longtemps aussi l'on a ajouté un bout conducteur au coarctotome (**diable, coarctotome! On dirait être dans un marécage. Pourquoi faire des mots comme cela. Il sont inutiles.**) de M. Ricord. M. Reybard, parmi ses instruments, en possède un, entre autres, formé d'une lame précédée d'une bougie conique qui sert de conducteur. C'est là l'instrument de M. Maisonneuve avec moins de longueur dans la bougie. Mais M. Ricord voit dans cette diminution de longueur un sérieux avantage: car une bougie courte est plus facile à manier ici qu'une bougie longue et fine qui peut se replier sur elle-même et se laisser facilement couper. **(Voyez mon mémoire, j'ai fait cela, j'y ai renoncé.)**

Selon M. Maisonneuve, on n'a jusqu'alors coupé les rétrécissements que de dehors en dedans, d'avant en arrière, d'arrière en avant. Notre collègue a la prétention de faire une chose neuve en les coupant de dedans en dehors. Il reproche aux sections d'arrière en avant de couper d'abord des parties saines; mais M. Maisonneuve, avant d'introduire son lithotome, trace d'abord la voie en coupant d'avant en arrière ! Or, si l'on a quelque chance de léser des parties saines, de les couper, c'est plutôt en avant qu'en arrière.

Quant à cette prétendue section de dedans en dehors dont M. Maisonneuve réclame l'invention, il n'y a rien là que ne fassent déjà tous les chirurgiens. Dès qu'on fait glisser un instrument dans un rétrécissement, il coupe de dedans en dehors, mais aussi d'arrière en avant. Il faut un mouvement de va-et-vient pour que la section s'opère. Enfin, M. Maisonneuve fait là ce que tout le monde fait.

Il reste encore une prétention dangereuse de notre collègue ; c'est celle de ne couper que le rétrécissement, et cela avec le plus horrible uréthrotome. **(*Horrible* vaut bien *affreux*. M. Maisonneuve aura un prix.)**

Enfin, M. Ricord ne peut accepter qu'un lithotome porté dans l'urèthre ne puisse le blesser, tandis que cela aurait lieu avec les coarctotomes ordinaires.

M. LE PRÉSIDENT exprime à la Société le REGRET qu'il ÉPROUVE de ne pas voir M. Maisonneuve ASSISTER aujourd'hui à la séance, quoiqu'il ait été PRÉVENU par lui de la continuation de la discussion.

M. ROBERT désire exprimer sa pensée sur l'uréthrotomie en général mise en cause aujourd'hui ; mais il demande à ne prendre la parole que dans la prochaine séance (1).

M. LENOIR demande la parole et s'exprime ainsi :

Messieurs,

J'ai écouté avec attention la communication que M. Maisonneuve nous a faite dans l'avant-dernière séance, communication qui n'est que le résumé substantiel d'un travail que ce chirurgien avait, quelques jours auparavant, présenté à l'Institut sous le titre de *Mémoire sur une nouvelle méthode de cathétérisme, et de son application à la cure* RADICALE ET INSTANTANÉE *des rétrécissements de l'urèthre.* J'ai depuis lu ce mémoire, et, je vous le dis tout d'abord, la revendication itérative à titre d'invention d'une manœuvre opératoire qui est décrite jusque dans nos livres classiques, la prétention qu'à son auteur de GUÉRIR *instantanément* les rétrécissements quand il ne fait que les INCISER *instantanément;* la préférence enfin qu'il donne à la méthode de l'incision sur

---

(1) M. Robert, appelé en province, n'a pu prendre la parole, j'en suis fâché, j'aurais voulu savoir ce qu'il avait à dire relativement à la CONQUÊTE *de la chirurgie moderne.*

4

tous les autres moyens de traiter les strictures de l'urèthre ; tout cela m'a paru en contradiction si flagrante avec certaines doctrines de physiologie pathologique que je crois vraies, avec CERTAINS PRINCIPES *de conduite* qu'il faut honorer et propager dans l'exercice de notre art (**voilà comment l'honnêteté doit parler**), que j'ai pris l'engagement envers moi-même de parler ici *contre le fond et la* FORME de cette nouvelle production de notre collègue. Mais comme les observations que j'ai à vous présenter sont presque toutes critiques, et que le sentiment qui me porte à vous les soumettre est de ceux qui M'EXCITENT, j'ai craint de mal exposer mes idées dans une allocution improvisée ; je viens donc vous demander la permission de vous les communiquer telles que je les ai jetées sur le papier. Ce sera un moyen sûr d'épargner vos moments, de renfermer cette discussion dans les limites dont elle ne doit pas sortir, et de lui conserver le calme et la dignité qui lui conviennent.

M. Lenoir se livre alors, dans un discours fort bien fait, à l'examen historique des procédés d'introduire des instruments sur *conducteurs*, soit qu'on introduise une petite bougie pour glisser par dessus une plus grosse percée à ses deux bouts (**Lasserre faisait de ces bougies en 1824, j'en ai une maintenant sous les yeux datant de cette époque**), soit qu'on *visse* un instrument sur l'*extrémité* d'une bougie déjà introduite (**cela remonte à Bichat et a été inventé depuis tous les cinq ou six ans**). Il traite aussi de l'historique des incisions dans l'urèthre, il en vient aux étranges procédés de M. Maisonneuve, et dit que ce chirurgien, *dans* LA SCIENCE, *a du doute sur la valeur de l'uréthrotomie*, mais que dans la PRATIQUE il INCISE *tous les rétrécissements qui se présentent à son observation* (**ce qui est assez singulier et peu moral**), et finit son discours en disant :

Oui, messieurs, à la suite des incisions de l'urèthre il se passe ce qui se passe dans toute plaie dont la réunion est secondaire ; il y a d'abord douleur et écoulement de sang, puis inflammation consécutive, et plus tard réunion par l'intermédiaire d'un tissu cicatriciel plus ou moins rétractile ; c'est la marche générale de toute solution de continuité produite sur tout tissu organisé. Il n'y a pas d'exception, ou du moins celle qu'on signale ici n'est pas encore suffisamment démontrée. Et comme corollaire forcé de cette doctrine, j'ajouterai, en m'adressant à notre collègue : Vous n'êtes pas autorisé à dire qu'après la réunion de la plaie produite par votre uréthrotome vous n'aurez pas un rétrécissement NOUVEAU qui tiendra cette fois à la rétractilité du tissu de la cicatrice, car les faits observés jusqu'à ce jour, et en particulier ceux, en petit nombre, que vous avez publiés, sont encore trop récens pour infirmer les prévisions de la théorie ; et, s'il en est ainsi, vous ne pouviez obtenir et vous n'avez pas obtenu une guérison radicale des rétrécissements que vous avez traités. Le titre de votre mémoire est donc FAUX ; il promet plus qu'il ne peut tenir, et je vous engage à le modifier dans votre propre intérêt, dans l'intérêt des malades et dans celui de la vérité *scientifique*.

AMEN.

C'est ainsi que finit la grande chasse de mai et juin 1855, *chasse mémorable. Les chasseurs, après avoir couru à travers brouillards et marais, dans lesquels quelques-uns se perdirent, rentrèrent chez eux épuisés, et tout stupéfaits d'avoir* sonné *sans avoir eu à* revoir. *Le* **FRUGIVO** *carnivore s'était* dérobé *après avoir laissé ses* fumées . *Cela dure encore.* L'halali *est remis.*

Cette précieuse discussion, faite par les hommes dont personne assurément ne sera tenté de nier la compétence, montre le degré peu avancé où en est arrivée la science. L'un plaide pour les bougies et la dilatation, tout en avouant les illusions qui accompagnent leur emploi, le temps perdu qui le plus souvent dure autant que la vie ; le danger qu'elles font courir au malade, et enfin en oubliant de dire, ce qui est pis, une *cause efficiente* et nécessaire de la maladie qu'elles sont appelées à guérir. L'autre plaide pour des sections que l'on fait avec une infinité d'instruments armés de lames engencées de manières différentes, ce qui prouve que chacun n'est pas *content* de l'engencement de son voisin, et que le procédé en général a *failli* dans la main de chacun. Un autre plaide pour la cautérisation, qui est maintenant tombée en désuétude et à juste titre, etc., etc.

Toutes ces plaidoiries sont molles, sans persuasion, sans idées bien arrêtées, vont se perdre dans des questions de priorité à l'occasion le plus souvent de procédés niais ou ineffectifs, et enfin chacun arrive à jeter la pierre à un procédé que l'Académie de médecine vient de couronner, et que plusieurs des *juges* appellent maintenant *affreux* procédé, après lui avoir donné naguère le nom pompeux de CONQUÊTE *de la chirurgie moderne.*

La tête des chirurgiens à l'endroit des rétrécissements de l'urèthre est tellement perdue que l'un deux, et certes l'un des plus instruits et les plus remarquables, met en avant comme moyen *palliatif* la ponction de la vessie, cette opération reconnue grave de tout temps, et qu'il trouve maintenant pour le besoin de sa cause parfaitement innocente. Cette prétention ne trouve *aucun* contradicteur.

Enfin, à travers cette avalanche de procédés et d'opinions diverses, on voit poindre et grandir une proposition singulière, c'est de traiter les rétrécissements et même les plus benins, à la manière de M. Symes, qui ouvre le périnée, qui ouvre l'urèthre, ce qui a une immense gravité pour les parties profondes ; qui va enlever ce canal ou une partie de ce canal ; met dans le trou fait une sonde à demeure qui, évidemment dans ce cas, ne *doit pas produire* les accidents qu'elles produisent ordinairement ; fait cicatriser le tout lorsque le tout veut se cicatriser, et ne *dégénère* pas en fistules incurables ; publie les cas des malades opérés, qui disparaissent ensuite aux yeux des médecins, emportant avec eux et leur récidive et leurs fistules, quand ils ne sont pas emportés eux-mêmes.

Voilà le procédé benin vers lequel se laisse pencher le savant aréopage qui s'occupe de traiter la question du rétrécissement de l'urèthre, et cela à l'occasion d'une élucubration dont il se moque à juste titre ; mais peut être bien que sans cette élucubration la savante société se serait tue, et comme c'eût été dommage, nous nous laissons aller à la douce justice de remercier M. le docteur Maisonneuve.

Dans ce monde, tout y trouve sa place, tout a son usage et son utilité.

ALLOCUTION DE LA FIN.

Pour mettre de la symétrie dans ce petit livre, il faut que *j'allocute* à la fin comme au commencement. A qui parlerais-je, si ce n'est à vous, chers, nombreux et savants confrères de la Société de chirurgie, à vous qui venez de rendre si limpide la question des rétrécissements de ce canal si précieux à tous. Émerveillé de vos discours, je m'en sentirais bien satisfait si je n'eusse remarqué le magnifique silence dont vous avez daigné m'honorer. Vous avez parlé de guérison instantanée et *immédiate ;* vous avez parlé ou laissé parler de la possibilité de se *passer de bougies,* de guérir les blennorrhées *par l'opération,* et pas un de vous n'a laissé échapper un mot à mon adresse ou à l'adresse d'*un auteur* qui aurait parlé de ces choses avant vous. En vous taisant, vous avez peut-être donné la main à qui vous ne voudriez probablement pas la donner ; mais quel tort peut faire cette assistance à des noms si purs ? C'est bien, c'est digne, mes honorés confrères ! il ne faut pas que celui-là qui cèle ses moyens soit l'objet d'une attention quelconque d'une société qui se respecte ; encore une fois, c'est bien, c'est digne ! Il faut paraître témoigner à celui-là du dédain, quelle que soit sa taille, quelle que soit la légitimité de son motif ; cela donne du relief et de la tournure.

Mais enfin, chers confrères, un fait est un fait, des faits sont des faits, le vrai est le vrai ; et est-ce qu'il ne valait pas mieux vous entretenir de faits qui sont patens et positifs, et vérifiables, puisqu'ils ont été *constatés* par quelques-uns *d'entre vous*, que de vous entretenir de moyens qui, suivant vous, sont verreux, et sont un peu mis au jour pour un usage analogue à celui de la dent qui pend à la porte du dentiste forain, ou à la bouteille peinte et fumeuse de celui-là qui donne à boire? Est-ce que vous ne savez pas que de ces instruments-là il en pleut, et qu'il pleut infiniment peu de rétrécis guéris?

Laissons-là les faits, puisqu'ils semblent vous déplaire, et qu'ils ne peuvent attirer votre suprême attention; peut-être que, lorsqu'ils seront issus de vos habiles mains, vous leur accorderez les congratulations que vous me déniez, et alors, chers confrères assemblés et savants, vous serez justes.

Cependant, chers confrères, au lieu de faire la mine à mes faits, n'eussiez-vous pas mieux agi en cherchant à en reconnaître l'existence, et les ayant reconnus vrais, n'eussiez-vous pas mieux fait de vous enquérir pourquoi un médecin, auquel vous ne pouvez dénier une certaine respectabilité, rompait avec ses habitudes de promulgation sérieuse pour prendre une allure différente? Ne devez-vous pas facilement comprendre qu'au-dessus de la promulgation d'un moyen de guérir il soit des questions de moralité et de justice que vous, plus que personne, êtes à même de mettre en saillie sous les couleurs les plus vraies, les plus douces, les plus saintes et les plus consolantes?

Est-ce que vous-mêmes, dont l'intelligence est si élevée, désespérez de vous surprendre à enfanter quelque chose d'important, est-ce que vous ne seriez pas bien aise de vous voir, ainsi que vos œuvres, à l'abri des voleurs et des démolisseurs, et surtout à l'abri des dégoûts, qui attend l'inventeur spolié, et, conséquemment, calomnié ?

Trouvez-vous donc les lois assez protectrices qu'elles ne vous semblent pas modifiables ou à naître ? Trouvez-vous donc notre tranquillité, à nous autres travailleurs, assez à l'abri des atteintes des Érostrates, qui se font un nom par la destruction, des imbéciles, qui *corrigent* ce qu'ils ne comprennent pas, et de l'impudent afficheur, qui mettrait son vil nom au fronton de Saint-Pierre, parce qu'il en aurait détruit la coupole, etc. ?

Non, sans doute, chers et honorés confrères ; ce qui se passe ne peut trouver de sympathies dans vos nobles cœurs ; et alors pourquoi, lorsque vous avez eu la chance de vous honorer, en traitant ces brûlantes questions, avez-vous retenu vos pensées généreuses, pourquoi n'avez-vous pas fait jaillir la lumière protectrice de vos remarquables discussions ?

Laisserez-vous donc croire que, suivant de fâcheux exemples, votre société se laisse entraîner à la contemplation d'intérêts vils et mesquins, vous, fils de vos œuvres ; vous, de qui le talent seul est le drapeau : vous, si désintéressés ; vous, que l'intérêt des choses matérielles de la vie touche si peu ; vous, assemblés par l'attrait d'une estime convenue (1) et réciproque, d'une

---

(1) Oui, *convenue*, par la raison qu'elle ne résiste pas à ce qui devrait la faire perdre. Vous conservez un membre qui, publiquement, vient de commettre une action *indélicate* ; et d'un autre côté, ce membre reste avec vous, qui avez sanctionné cette action par votre silence calculé ; or, dans ces irrégularités, il ne peut y avoir motif d'estime réciproque, et si les marques d'estime continuent, ce ne peut être que par *convention*. Je vous conseille, pour le bien de votre gloire, d'arranger cela.

Plaignez-moi, mes confrères, d'être entraîné par l'inexorable logique à vous tenir un langage qui m'est bien pénible et que je regrette ; mais

science mutuellement reconnue ; vous, enfin, qui devez, comme la femme de César, être au-dessus même du soupçon !

. O mes chers confrères ! savants et assemblés ; relevez-vous de cet échec éprouvé par votre haute respectabilité, et, aussitôt que vous pourrez traiter ces questions, traitez-les.

Traitez ces questions que d'autres ne sauraient traiter, et souvenez-vous qu'un fait est un fait, que des faits sont des faits, que le vrai est le vrai, que Dieu lui-même ne saurait l'empêcher, et qu'il y a enfantillage à n'en pas parler.

Or, vous n'êtes pas des enfants.

Vous avez donc eu tort de vous taire.

Et puis, voyez-vous, chers confrères, la loyauté et la justice ne gâtent jamais rien.

Croyez, mes chers confrères savants et assemblés, à mon estime profonde et à mon admiration sincère.

---

je ne suis pas homme à supporter une injustice si je la crois volontaire. Peut-être ne l'est-elle pas. Si j'en vois la preuve, je suis prêt à faire amende honorable avec humilité, et surtout avec un profond désespoir d'avoir pu offenser une société qui compte des membres si distingués, que j'affectionne et que j'honore.

ÉCLAIRCISSEMENTS SOUS DIVERSES FORMES.

14

Dans mon livre précédent, *Sur la guérison immédiate des rétrécisse-ments de l'urèthre*, j'ai commencé une suite de paragraphes, auxquels j'ai donné le titre général d'*éclaircissements sous diverses formes.* J'ai voulu me réserver, en écrivant sous ce titre vague, la possibilité de dire ce qu'il me semblait utile d'être dit dans l'intérêt de la vérité et pour mettre sous leur véritable jour une foule de choses mal appré-ciées; or, la fausse appréciation conduit à des résultats fâcheux, et tant que je pourrai la combattre, je le ferai, à l'égard des personnes comme à l'égard des choses, le tout avec le désir de rester dans le vrai, et conséquemment sans passion. Tout ce que je me permettrai, c'est de laisser voir ridicule et nuisible ce qui sera ridicule et nuisible. L'odieux, je le cacherai, ou du moins je le montrerai tellement isolé, comme action, que personne ne pourra s'en plaindre. C'est le moyen d'éclairer et d'amener la réforme à laquelle j'ambitionne de contribuer.

Le dernier éclaircissement de mon dernier livre portait le n° 13 ; je donne à celui que j'écris maintenant le n° 14. Je continue et je conti-nuerai ainsi dans toutes mes publications subséquentes.

Mes éclaircissements sous diverses formes seront les feuilletons de mes livres, quelquefois feuilletons légers lorsque la matière l'exigera.

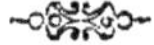

15

Page 115. On trouve le passage suivant dans un livre publié par M. le docteur X..., académicien libre, académicien double : « Les mé-
» moires de la Société d'Edimbourg contiennent des exemples dans

» lesquels des aiguilles avalées ont été trouvées dans la vessie. Au
» rapport de Ponteau, des haricots blancs auraient passé de l'estomac
» dans la poche urinaire, etc. Si les faits rapportés sont exacts, **ces
» corps suivent-ils le torrent de la circulation?** » (*Nouvelles
considérations sur les rétentions d'urine*, par J. X...; chez l'auteur, rue
Godot-de-Mauroy, 2, boulevard de la Madeleine.)

❧

16

Mâle et femelle. — Depuis que M. le docteur X... a eu la pensée
que les haricots *suivaient le torrent de la circulation*, il n'a pas eu de
cesse, jusqu'à ce qu'il ait acquis la preuve positive de ce phénomène.
Il s'est donc livré à des expériences pour élucider cette importante et
nouvelle question.

Il s'est procuré un habitant du Cantal, qui tous usent beaucoup de
ce légume, et, ayant cet habitant sous la main, il s'est mis en observation pour voir, *de visu*, un ou plusieurs haricots sortir *du torrent*, et
s'en saisir au passage, *Flagrantè delicto*.

Cette observation fut longue, mais ne fatigua pas la patience de
l'observateur. Enfin, oh! grande joie, il en vit sortir deux d'une circulation, qui, il est vrai, n'a pas toujours de torrent : il y en avait un
blanc; il y en avait un rose.

Bon, dit l'académicien libre, aussi puissant botaniste que foudroyant
physiologiste, c'est un mâle et une femelle!

Depuis ce temps-là, il est acquis à la science que les haricots circu-
lent dans le *torrent*, comme l'avait fort judicieusement observé M. le
docteur X..., académicien libre, académicien double.

❧

17

Les haricots rouges. — M. le docteur X... vient de communiquer
à l'Académie des Sciences une idée qui ne manque pas d'être spécieuse.
Frappé de ce que certains haricots avaient des couleurs différentes, il
en a cherché la raison, mais il n'a pu jusqu'à présent asseoir ses idées,
avec certitude d'être dans le vrai, que sur une seule espèce, les haricots rouges. Il a prouvé et démontré à ses collègues, qui sont *libres*
de le croire, que, à force de parcourir le torrent de la circulation, ils

avaient dû nécessairement prendre cette couleur. Nous ne savons pas si cette opinion est adoptée par les savants du docte aréopage, mais nous la publions comme assez ingénieuse et plausible.

On a objecté à M. X... qu'il y avait des haricots qui n'étaient pas tout à fait rouges, mais seulement tachetés de cette couleur ; il a répondu avec une certaine apparence de vrai, que ceux-là avaient probablement parcouru le torrent à *grande vitesse*, et n'avaient conséquemment pas eu le temps de prendre la couleur.

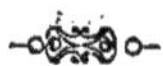

18

Un tourniquet. — M. le docteur X... a vu des haricots passer de l'estomac dans la vessie en suivant le *torrent de la circulation*, mais il n'en a pas vu passer de la vessie dans l'estomac en suivant ce même *torrent*. Cependant, il trouve cela possible et même probable. Pourtant, la prévision lui fait craindre que deux haricots ne se rencontrent dans ces itinéraires opposés, et il tremble pour les suites que cela pourrait avoir. Il propose un *tourniquet* qui impose un seul chemin. L'Académie avisera.

19

Une nécessité. — Ne m'accusez pas de me livrer à des plaisanteries assez sottes, puisqu'elles cadrent avec la naïveté dont elles dérivent. mais sous leur aspect de futilité, elles ont plus d'importance et plus de portée qu'elles n'en ont l'air. Tout le monde sait, voit et proclame que M. X... tient en échec la science par une influence dont la fumée appétissante se fait assez sentir pour qu'il ne soit pas nécessaire de la désigner autrement. Voilà quelques trente ans que cela dure, et vraiment il est temps que cela finisse. Quel moyen ai-je de combattre un homme-borne qui se pose en colonne d'Hercule, que de montrer de quel granit il est fait ? Or, quelle pierre de touche peut équivaloir à la citation en question, que je choisis comme étant la plus saillante, et aux plaisanteries qu'elle fait naître ?

Que M. X... cesse son opposition, qu'il laisse marcher la science, qu'il ne cache plus ses oreilles dans la fumée de ses rôtis; qu'il aille planter ses choux ou... ses haricots, et alors je le laisserai tranquille.

20

50 francs pour un ivre de 30 **sous**.—Je commence à me sentir dans l'embarras. Voilà déjà un nombre assez grand de médecins qui sont venus me trouver pour voir, *de leurs yeux*, le fameux passage des *haricots* qui suivent un *torrent*. J'ai montré ledit passage, et cela a donné beaucoup de satisfaction. Cependant en voici un autre, de médecin, qui me prie en grâce de lui prêter le livre, par la raison qu'ayant répété, d'après moi, l'illustre passage, on lui a dit bel et bien que cela n'était pas possible, et qu'il n'existait pas d'homme assez bête pour écrire pareille chose. J'ai donc prêté le livre... en tremblant, je dis en tremblant, parce que j'ai peur de le perdre: car, si je le perdais, le fameux passage serait enlevé à la science, et on pourrait bien m'accuser de l'avoir forgé.

Voilà donc ce qui me tourmente, car l'intelligent auteur du livre ayant retiré du commerce et détruit son ouvrage, je resterais sans preuves.

Je donnerai donc 50 francs à celui, libraire ou épicier, qui me rendra possesseur dudit livre, ou mieux d'un second exemplaire dudit livre, car, comme on l'a vu, je suis assez heureux pour en posséder un.

Si la fortune ne m'en accorde pas un second, je serai forcé de faire constater, par devant notaire et par un grand nombre de médecins, le passage glorifié.

Cela me donnera un peu de peine, mais la postérité ne sera pas déshéritée d'une idée si ingénieuse et pittoresque.

Le livre recherché est intitulé : Nouvelles Considérations *sur les Rétentions d'urine*, par J. X...; chez l'Auteur, rue Godot-de-Mauroy, n° 2, boulevard de la Madeleine ; in-8°.

On le recevra à tous les états de détérioration, la *considération nouvelle des haricots qui suivent le torrent* valant à elle seule le prix stipulé.

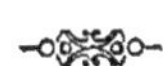

21

Les sondes et bougies en gutta-percha.—Je viens d'extraire un fragment de sonde de gutta-percha. C'est la quatrième fois que je fais cette opération depuis qu'un rapport *très-favorable* a été fait sur les bougies et sondes fabriquées avec cette matière.

Plusieurs de mes confrères de Paris ont eu à remédier à un pareil accident *plus ou moins heureusement.*

La province envoie souvent des relations de faits semblables.

L'étranger en publie, et nous reproche cette funeste innovation.

J'ai acheté un paquet de ces sondes que j'ai gardé sans les employer.

Après deux années d'oubli, je retrouve par hasard mon paquet, je l'ouvre, et je trouve six bougies sur vingt, rompues en plusieurs morceaux. Cela s'était opéré tout seul !!!

Les sondes en gutta-percha sont donc bien dangereuses.

Et cependant elles ont été déclarées en pleine Académie une excellente et utile invention.

Le rapport a été fait par M. le docteur X.....

Je voudrais pouvoir assurer que dans ses rapports, M. X.... ne se trompe pas ordinairement, mais je ne le puis, car c'est le seul qu'il ait fait, il paraît que l'on trouve celui-là suffisant.

On devrait ne recevoir dans les académies que des hommes intelligens, car les incapables sont dangereux.

—◦≋◦—

22

Un auteur par procuration. — MM. Jourdan et Boisseau ont été accusés publiquement, dans des écrits rendus publics, de s'être prêté à écrire les livres publiés par M. X..., et jamais ces deux médecins n'ont fait, que je sache, à ce sujet, la moindre réclamation. Or, si M. X... eût fait ces livres, il n'eût pas manqué d'obtenir de MM. Jourdan et Boisseau d'opposer à cette accusation une dénégation formelle : on peut donc supposer vrai, à juste titre, le fait reproché.

Conséquemment, M. X... est un auteur *par procuration.*

Cependant, en disant cela, nous ne prétendons pas ôter tout mérite à M. l'académicien libre ; ses livres, qui ne sont que des RECUEILS de faits pris dans une foule d'auteurs, dont M. X... voudrait bien savoir les langues, ont l'utilité de tous les recueils, c'est qu'ils présentent un ensemble de faits rendus utiles par leurs rapprochemens, et, à ce titre, il en faut savoir gré à notre académicien libre, car ayant choisi pour faire ses recueils des médecins savans, laborieux, dont l'habitude était de se livrer à ces sortes de travaux, et qui, nécessairement, et avec justice, ont voulu être bien payés, ces livres ont dû coûter à M. X..., beaucoup d'argent et de recherches... pour en trouver.

Cependant, si ces recueils ne présentaient pas une foule de choses sans valeur ou inutiles, que MM. Boisseau et Jourdan, ne connaissant pas la matière, ont dû placer sans discernement et pour *foisonner*, ces livres seraient cinq ou six fois moins gros, moins pesans, moins longs et moins... ennuyeux.

M. X.... a écrit aussi un livre sur la *lithotritie* Mais que sait-il de cela? Si au moins il en savait le nom. Se traînant à la suite de tout le monde pour n'imiter, ANONANT *coram populo*, des opérations avec les instrumens du commerce ; usurpant la place et le ton d'un professeur au défaut du droit, de la science et du langage... où est la compétence de M. X... pour faire un livre ?

Aussi quel livre ! ! !

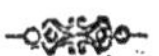

23

Il n'est pas inventeur. — M. X... est-il inventeur ? Mon Dieu, je voudrais bien que M. X... fût inventeur, mais pour que quelqu'un soit inventeur, il faut qu'il y ait une invention. Or, à l'exception du passage des haricots, où est l'invention de M. X... ?

M. X... ne pourrait être supposé inventeur que de la méthode et du procédé de *lithotriptie* appelé *lithotritie*. Or, la *méthode* n'est pas de son fait, puisqu'elle a été imaginée et publiée par un médecin bavarois, qui, *pour cela, a été couronné par l'Académie des sciences*. Quant au procédé, ce même médecin bavarois à imaginé la *sonde droite de gros calibre*, le *trépan* et l'*archet* pour perforer les pierres, et un autre chirurgien a imaginé pour compléter ce procédé, d'employer sans SAVOIR *l'appliquer, il est vrai, la pince à trois branches d'Alphonse Féri*, pour prendre ces pierres et les retenir pendant qu'on les perforait ; *l'Académie a reconnu également cette IDÉE utile par un prix.*

Or, où est dans tout cela l'invention de M. X... ? Si l'Académie des sciences ne l'avait pas débouté de tout droit à une invention relativement au procédé appelé *lithotritie*, M. X... pourrait gesticuler ; mais après un jugement porté contre lui par un corps auquel il sait se *rendre si agréable*, qu'a-t-il à dire? Cette position n'est-elle pas accablante ?

Et puis, si on accordait à M. X... l'invention du procédé que l'Académie des sciences lui dénie, ce procédé n'est-il pas de l'histoire ancienne, et M. X... ne l'a-t-il pas condamné lui-même en en adoptant *un autre* ?

Ainsi, M. X... n'est pas plus inventeur de procédés et d'instruments qu'auteur de livres.

Post-Scriptum. — En disant que M. X... n'a *rien* fait en *lithotritie*, je me trompe. Il a imaginé de mettre dans une canne l'archet de Gruicheisfen, l'auteur de la Méthode Lithotriptique. Il faut toujours être vrai et juste. On allait opérer la canne à la main, et c'était commode quand on *se servait d'un archet.*

—◦◦◦—

24

Il n'est pas un opérateur. —On appelle un *opérateur* non pas celui qui se traîne vulgairement à la suite de tous les autres chirurgiens pour les imiter, mais celui qui, marchant en tête du mouvement intellectuel et manuel, opère de manière à être remarqué et à donner à tous un exemple utile. Ici je ne parle pas de l'inventeur, que je laisse de côté.

Or, qu'est M. le docteur X... comme opérateur ? M. X..., dont la tête est dure, à ce qu'il paraît, a été dix ans avant de se servir de mon instrument courbe pour faire la *lithotripsie*, et ce n'est qu'entraîné et forcé par la pratique générale qu'il a fini par laisser là le système de *perforations* de Gruithuisen (la lithotritie).

M. le docteur X... ne comprend pas cet instrument courbe et n'en connaît pas les ressources ; au lieu de suivre le mouvement de la science, il suit le mouvement du commerce et met en usage les instrumens à *main* ou de *poche* que fait le commerce pour mettre cet instrument à la portée de toutes les bourses et de toutes les intelligences.

M. le docteur X..., opérant avec ces instrumens du commerce, opère nécessairement lentement et avec douleur pour le malade ; cela le force à émettre un principe subversif, celui de faire *peu à la fois* pour débarrasser les calculeux, et conséquemment d'y *revenir souvent* (*sic*). Or, ce principe tue la lithotripsie et les malades, car les fragmens qui restent dans l'organe, qui s'engagent dans l'urèthre produisent des désordres mortels.

M. le docteur X..., ayant la main grosse, lourde et lente, pose en principe qu'il faut opérer *lentement* (*sic*), comme si l'organe s'accommodait de cette lenteur et ne se révoltait pas après un *temps donné.*

En général, M. le docteur X... fait des qualités de ses défauts, et il convertit ces derniers en principe. M. le docteur X... est *madré.* C'est son moyen de réussir, mais en science il faut être franc.

M. le docteur X..., devant le système si expéditif et si sûr de *l'ex-*

traction immédiate, n'en parle pas, ne le connaît pas, et a la niaiserie de parler à des élèves de faire sortir les fragmens au moyen d'une sonde dans laquelle il promène une baleine (*sic*) ; comme si ce moyen primitif n'était pas jugé depuis trente ans.

Malgré les immenses avantages du *point fixe,* M. le docteur X... n'en a jamais parlé, n'en a jamais usé, ne saurait pas en user, et ainsi la science et les élèves sont privés d'un des moyens les plus importans de guérir les calculeux.

Je n'en finirais pas si je voulais suivre M. le docteur X... dans les détails de la lithotripsie et de montrer combien il connaît peu cette opération de *lithotripsie,* qu'il appelle, comme il y a trente ans, *lithotritie.* Il ne sait pas seulement le nom de la chose dont il parle, et cependant il se place en tête du troupeau des ignorants qui le suivent... en se guidant sur ses oreilles.

Quant aux opérations sur l'urèthre, voilà à quoi elles se réduisent dans les mains de M. X... : *bougies de cire* pendant *plusieurs mois* et section des rétrécissements quand il a pu *passer* et *dilater.* Or, tout le monde a fait cela avant M. X...

Non, M. le docteur X... n'est pas un *opérateur.*

Il *opère,* mais ce n'est pas un *opérateur.*

Un ménétrier joue du *violon,* mais ce n'est pas un *violoniste.*

Il ne faut pas pour maître un ménétrier à ceux qui veulent apprendre le violon... il faut un violoniste, et plus si l'on peut.

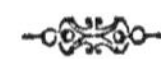

25

Est-il un professeur ?—Mais pour être un professeur il faut ouvrir la bouche, et chacun sait que M. X... reste, là où il faudrait parler, muet comme un poisson : même dans les occasions qui *l'intéressent,* il ne laisse jamais voir la couleur de l'une de ses paroles. Je ne sais, du reste, ce qui lui manque, langue ou cervelle. Accusé par moi de rester dans cette mutité et de fuir lorsqu'on parlait LITHOTRITIE (voyez mon livre, page 202, note 2), il a voulu faire quelques lectures d'écrits préparés ; eh bien ! cette lecture lui a été difficile, et il est resté incompris. On voit dans les journaux quelques bribes d'allocutions faites aux élèves par M. X... Mais on sait que ce qui est dit ne ressemble pas à ce qui est imprimé, et l'on sait aussi pourquoi, par qui et dans quel but ces oraisons sont écrites et publiées.

Si, dans les académies, M. X... parle comme une barbue, il ne saurait à l'hôpital chanter comme un rossignol. Cela est clair !

Et puis, en supposant que M. X… pût professer, de quel droit professerait-il ?

Où a-t-il donné ses gages de science ? est-ce dans son Traité sur les haricots ?

Non, M. le docteur X… n'est pas un *professeur*, tout le monde sait cela.

26

Répondez. — Si M. X… n'a rien fait, pourquoi occupe-t-il la place de celui qui a fait ? Si M. X… n'est *rien*, pourquoi est-il *quelque chose* ?

27

S'il n'est rien, pourquoi est-il quelque chose ? — Ceci est une grande question assez difficile à résoudre, par la raison que je connais des médecins instruits, spirituels, honnêtes, vrais, de bonne tournure, de bonnes manières, avenants, pas menteurs, pas intrigants, pas serviles, francs, distingués, qui ne sont rien. Or, si ces médecins ne sont *rien*, pourquoi M. X… ne serait-il pas *quelque chose* ?

On ne peut donc résoudre cette question qu'en faisant de l'histoire, et nous en ferons dans nos éclaircissemens subséquens, car dans notre bonté, nous voulons laisser à notre remplaçant (voir mon livre, p. 197, toute latitude pour cesser l'opposition qu'il met à la promulgation de nos travaux.

Nous peindrons donc subséquemment M. X…, pour faire ressortir la *propriété* qui le rend remarquable et qui lui a fait escamoter quelques lits à l'hôpital Necker, une place de figurant à l'Académie de médecine, et d'homme aimable à l'Académie des sciences.

Le tout pour la grande gloire de ces institutions.

Nous traiterons aussi de la tentative manquée tout récemment d'acheter à M. le directeur de l'assistance publique, que M. X… assure de *sa haute estime* (*sic*) une place à vie et à succession de démolisseur de pierre et de calculeux à l'hôpital Necker ; on verra dans cette relation qu'il y a possibilité de faire rapporter à son argent 1,000 p. 100, de fiche à la porte un chirurgien adjoint que M. X… jugera insuffisant

DE MOYENS (*sic*), et de le mettre dehors pour peu que cedit chirurgien adjoint ait de L'INCOMPATIBILITÉ avec M. X..., *chef de service* (*sic*).

Tout cela tendant à prouver que le *sens moral* de M. X... est aussi développé que ses connaissances en *circulation*.

Dans cette dernière histoire, on verra un oncle et un neveu, un doyen, une rente de 1,500 fr., des professeurs dits ignorants, deux spécialistes dont, suivant eux, la perte serait irréparable, des médecins honnêtes, des administrateurs clairvoyants et pas bêtes, des sentimens hauts, des sentiments bas, un homme sans mémoire, un honnête homme *fait*, des malades sacrifiés, un *inventeur* descendu *spécialiste*, deux pierreux en six mois pour lesquels on demande vingt lits, un traitre bafoué, un berger qui vend ses brebis, un plongeon, le tout ficelé de pourparlers, d'intrigues, de chuchottements, de combinaisons, de roueries, de bilboquages et d'autres ficelles d'escamoteur.

Le tout sur autographe... avec l'orthographe,

Et au bout de cela... la vie des hommes!!

❧

28

Rara avis.—Mais, me dit-on, pourquoi ne mettez-vous pas le nom de celui que vous plaisantez et le désignez-vous par la lettre X... ?— J'agis ainsi parce que je ne veux renverser qu'un obstacle, une borne, et que je ne m'occupe nullement d'un homme. Or, un obstacle n'a pas de nom, et on peut le désigner aussi bien par X que par Y, le nom n'y fait rien, la chose est tout. Et puis, ne voulant pas nuire à l'homme, je n'ai pas besoin de placer son nom sous les yeux du public ; il suffit que ceux-là seuls qui ont un jugement à porter sur lui sachent de qui je veux parler. L'X d'ailleurs me laisse un franc parler précieux.

Que je puisse démontrer aux hommes qui se croient sérieux qu'il est dangereux de faire une oriflamme d'un chiffon, et que, dans ce monde, le perchoir fait l'oiseau, je leur aurai fait comprendre que pour faire une oriflamme il faut une bonne étoffe, et qu'il ne faut mettre au haut du bâton que les oiseaux rares. *Rara avis.*

Pour cela, il n'est pas besoin de nom. (Lire mon livre.)

❧

29

A quoi tient donc ce silence? —Voilà bientôt dix ans que M. X..., avec l'assistance de Saint-Godiveau, arrête une décision sur le procédé le plus important de la lithotriptie, celui de l'*extraction immédiate* des fragmens de pierre chez les malades qui ne peuvent les expulser. Or, beaucoup de ces malades meurent journellement, parce que ce procédé n'est pas employé, n'étant pas sanctionné par une académie qui doit en connaître. Comme l'emploi de cet important procédé demande une adresse qui paraît dépasser l'adresse vulgaire, M. X... ne le met pas en usage. Mais de ce qu'un individu est manchot, s'ensuit-il qu'il faille couper les bras à tous les autres ?

Pour juger ce procédé, l'Académie des sciences a nommé, l'année dernière, une commission nouvelle, la plupart des membres de l'ancienne, nommée en 1846, étant morts depuis dix ans. Cette nouvelle commission a déjà acquis la preuve de l'importance du procédé, et elle ne parle pas encore. Cependant, il y a tout à parier que les membres qui la composent ne sont pas sous l'influence de M. X... et de sa cuisine. A quoi tient donc ce silence ?... Serais-je obligé de le dire ?

Et cependant, tant que ce silence durera, j'y répondrai par le silence... sur mes travaux.

Va donc pour ces silences desquels *personnellement* je m'accommode parfaitement.

Ah ! il y a bien la question de l'humanité ; mais ne s'en moque-t-on pas ?! !

Voir mon livre, pages 7 et 192.

Nota. — Aujourd'hui, 4 août, je viens encore d'opérer et de guérir immédiatement par l'*extraction immédiate* deux autres calculeux devant M. le professeur Laugier, et MM. les docteurs Horteloup, Guérard, Boyer, médecins et chirurgiens de l'Hôtel-Dieu, et Destouche, Martin Lauzer, Léger, Rémilly, etc. ; tous ces messieurs ont bien voulu assister à cette opération que j'ai déjà pratiqué cinq ou six fois devant les commissions de l'Institut, avec le même succès, et cependant ces commissions restent muettes ! ! Cela se gâte.

⎯◦◦⎯

30

Un secret. — 13,38,24,73,12,45,22,58,32,21,42.
12,43,62,15,32.
33,14,73,52,84,65,72,15,64.
48,32,73,33,32,21,13,12,63,31,15,77,35,73,18,01,02.
22,34.
14,42 64,73,52,34,34,35,228,44.

Je recommande ce genre de chiffre, lorsqu'on voudra se conserver une propriété *intellectuelle* sans risquer de la perdre. Ce chiffre est très-rapide à écrire et à lire, et il est à l'épreuve des meilleures fausses clefs et des plus habiles voleurs. C'est un chiffre de ma façon.

31

OEuvres légères.— On me fait remarquer que le fait duquel je parle dans la note de la page 17 est tellement incroyable eu égard aux reflets du capillaire, que je risque de ne pas être cru si je ne donne les preuves. Va donc pour les preuves. Que M. le docteur James Léroy, dit Leroy-d'Etiolles, me pardonne donc de reproduire ses œuvres sans sa permission. Bien qu'elles soient assez spirituelles pour mettre les rieurs de son côté, je m'exécute cependant pour le bien de la vérité, et puis parce qu'il ne faut pas laisser perdre les morceaux qui montrent du goût, de l'élégance, du sel attique et de l'honnêteté.

J'ai ici plusieurs journaux, et je place *ces choses* par ordre de date :

Débats, 4 juin.

PLUS DE RÉTRÉCISSEMENTS DE L'URÈTRE.

PLUS DE PIERRES URINAIRES.

Le docteur prince ALATON, lauréat de plusieurs instituts, guérit ces maladies instantanément et sans douleurs, par des procédés inédits qui ne sont pas décrits dans le livre qu'il vient de publier chez l'Evêque, rue des Deux-Ecus, 31, à Paris.— Prix : 3 fr. 25. *Franco.*

Presse, 6 juin.

PLUS DE RÉTRÉCISSEMENTS DE L'URÈTRE.

PLUS DE CALCULS URINAIRES.

Le docteur chevalier Blanguelou guérit ces maladies *instantanément* et sans douleurs par ses procédés *inédits*, qui ne sont pas décrits dans le livre qu'il vient de publier chez CHATEAUNEUF, éditeur, place Jobard, 1.

Siècle, 23 juin.

Le livre du docteur BAVON BLAGUELOU, lauréat de plusieurs académies, *sur la guérison* INSTANTANÉE *des rétrécissements*, obtient un immense succès auprès des malades qui se pressent pour l'acheter, chez M. Maisonvielle, éditeur, rue Vide-Gousset, 1.

Mais en voilà assez.
Je me sens tout honteux.
Tant ces hommes d'esprit sont écrasans !!!

32

Gratitude et honnêteté. — Qu'ai-je donc fait à M. James Leroy dit Leroy-d'Etolles, pour qu'il dépense son argent à me diffamer ? Voilà notre histoire.

M. Leroy a été l'une des premières figures qui ont paru dans l'histoire de la lithotripsie. Son apport n'a pas été gros, mais quelque petit qu'il soit, j'ai été assez heureux pour le lui conserver, et voici comment.

Ainsi qu'on le sait, M. Leroy est comme certaines femmes qui conçoivent toujours et n'accouchent jamais, ou du moins accouchent avant terme d'embryons mal formés. Quand il sent les premières *mouches*, il en opère la *communication* à une Académie quelconque. C'est de cela qu'il vit. Il ne faut donc pas s'etonner qu'il avorte si souvent, car aussitôt un embryon sorti, il *réembryone* encore, pour *recommuniquer*.

Il en fut ainsi à l'occasion de la lithotripsie, sur laquelle M. Leroy laissa tomber dans le temps un peu *d'arrière faix*.

Cet *arrière faix* fut l'idée d'employer, pour SAISIR les pierres, une pince *tire-balle* imaginée par un ancien chirurgien, Alphonse Féri.

Mais M. Leroy n'est pas aussi puissant pour exécuter que pour *concevoir*, et son emprunt accompli, il ne sut qu'en faire : les mains et le courage lui manquèrent, mais ne manquèrent pas à un autre chirurgien qui vous mit mon docteur James Leroy sous ses pieds, et cela fort injustement et conséquemment, comme cela arrive, à la congratulation de tous et à mon indignation particulière.

Mon docteur était donc noyé, lorsque je lui tendis une main secourable. Après l'avoir repêché et essuyé, je lui permis de mettre sur mes malades sa main assez rebelle, et bref, je vins à bout de son adresse récalcitrante et j'en fis une espèce d'opérateur à la manière de paillasse.

Je pris aussi sa défense, contre l'ogre, fort bête du reste, qui le dévorait, dans une lettre qui est pardieu bien insérée dans les ARCHIVES de novembre 1825, et je le maintins ainsi sur l'eau, malgré la respiration qui lui manquait.

En 1829, je partis pour les pays étrangers. En 1832, je revins pour introduire en France mon instrument courbe, *confiant*, lors de mon émigration nouvelle, à M. Leroy *l'avenir de mes travaux*, comme il le dit *lui-même*, et en 1846, à mon retour définitif, je fus obligé de défendre contre lui la propriété de *mon percuteur à cuillers*, qu'il avait jugé à propos de *prélever* sur les travaux qui lui avaient été CONFIÉS. Si on veut savoir comment cela s'est opéré, on n'a qu'à lire un joli petit odyssée que j'ai fait en 1846, et qui est intitulé : Trois Épisodes *pour servir à l'histoire de la Lithotripsie*. L'oiseau ne valait pas la poudre, mais c'est égal, j'ai tiré, et je crois l'avoir démonté. Depuis ce temps-là il boîte tout bas, et me montre les dents qu'il a.

Voilà notre histoire. A présent, on doit trouver tout simple que M. le docteur James Leroy, dit Leroy-d'Etiolles, dit d'Etiolles, dit Seine-et-Oise, suivant l'endroit où il a ses *affections* (voir mon livre, page 156), m'accable des galanteries que l'on sait, surtout lorsque je suis assez mal avisé pour guérir les malades auprès desquels il avoue *perdre son latin (sic)*.

Je laissais M. Leroy tout à fait tranquille depuis dix ans, pourquoi diable aussi me force-t-il de tremper ma plume dans l'encre? Il sait pourtant bien quelle est limpide et quelquefois foncée.

Que M. Leroy se borne à pêcher au malade avec l'asticot de la *communication*, qu'il se *colporte* comme *inventeur* d'une opération qu'il ne fait encore qu'entrevoir, et surtout qu'il économise son pauvre argent pour s'acheter des lunettes, afin de voir où il marche.

C'est ce qu'il a de mieux à faire.

A présent que j'ai fini avec M. Leroy, je ne m'en occuperai plus, car j'ai beaucoup de barbes à faire et de plus rudes que la sienne.

Et cela d'autant plus que M. le docteur James Leroy, dit Seine-et-Oise, en faisant ses *affiches*, ses *parodies* et ses *communications*, se rase tout seul.

Je laisse son savoir de côté. (Voyez mon livre, page 160.)

Et son bon sens aussi.

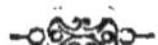

33

S. G. D. G. — Je crois que l'on doit à *la Boîte à Bon Sens*, mon spirituel et incisif cousin Alphonse Karr, la mesure de forcer tout industriel breveté à mettre devant l'énoncé de sa qualité les mots *sans garantie du gouvernement*, qu'il exprime du reste en abrégé par les quatre lettres initiales des mots consacrés, lesquelles lettres il cache le plus ordinairement sous l'imperceptibilité du caractère et dans le feston d'une guirlande, le tout pour faire croire à la garantie déniée.

L'industriel prend cette précaution pour seulement prélever quelques sols sur la crédulité publique, et s'il ne mettait pas après son mot *breveté* les lettres consacrées, il paierait l'amende, si ce n'est plus.

Pourquoi, si on veut éviter que le public ne soit volé de quelques sols, ne prendrait-t-on pas également les mêmes précautions pour éviter qu'il ne soit volé de sa santé et même de sa vie.

Pourquoi ne forcerait-on pas à ajouter à toutes les tartines *de communications faites aux académies,* que le grand public et le public médical prennent pour argent comptant, les mots, *en toutes lettres,* SANS GARANTIE DE L'ACADÉMIE.

Les académies ont une charge assez lourde, en garantissant ce qu'elles approuvent, témoin le prix Reybard et autres, sans leur mettre sur le dos *le semblant de garantie* de toutes les bilevisées plus ou moins dangereuses dont on les gratifie sous forme de *communications* et que le spéculateur *en la chose* ne manque pas de répandre au moyen de la presse *pro pecunia.*

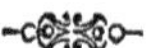

34

Le spécialiste et l'inventeur. — On confond bien souvent deux mots qui n'ont entre eux aucun rapport. Or, cela a un inconvénient, par la raison que l'un étant un titre d'honneur et l'autre ne l'étant pas, on désoblige celui auquel on donne le premier nom quand il mérite le second, et on galvaude le second nom lorsqu'on le donne à qui ne mérite que le premier.

L'*inventeur* est celui qui invente, qui CRÉE, le *spécialiste* est celui qui fait particulièrement une chose ou une autre. Il n'y a pas besoin du don divin pour être *spécialiste,* il suffit de payer la patente... exactement. Quelquefois le *spécialiste* se fait *spécialiste* parce qu'il ne sait pas autre chose, quelquefois même il *ignore* ce qu'il fait *spécialement.* L'*inventeur* sait toujours ce qu'il fait.

Si on ne peut pas donner sans impolitesse le nom de *spécialiste* à un *inventeur,* il ne s'en suit pas que l'*inventeur* ne doive forcément être *spécialiste,* car il doit plus *spécialement* s'occuper d'une chose qu'il a inventée que d'une autre, cela est tout naturel, comme il n'est pas naturel qu'un *spécialiste* puisse être appelé, sans risque pour l'instruction générale, à professer sur l'invention d'un *inventeur.*

M. le docteur X... est un *spécialiste.*

Et quelques autres ne sont que des *spécialistes.*

Le populaire a une très-grande confiance dans le *spécialiste*; il a raison sous le point de vue que celui qui s'occupe spécialement d'une chose doit la savoir mieux qu'un autre, mais il a tort sous cet autre point de vue que le *spécialiste* se fait *spécialiste* parce qu'il ne sait pas autre chose, et que souvent le *spécialiste* ignore ce qu'il fait *spécialement.*

En général, le *spécialiste* sent son infériorité, car il cherche toujours à monter au rang d'*inventeur* ; c'est pour cela qu'il s'attache aux œuvres créées pour y accrocher son pauvre nom. Il va jusqu'à faire ressembler le tranchant d'une lame à son dos, pour avoir la gloire de dire... MON couteau... et il affiche... SON couteau. Le couteau ne coupe pas, mais c'est égal, cela en impose aux ignorants, et c'est tout ce qu'il veut. Le grand nombre lui suffit.

Le *spécialiste* est toujours *spéculateur ; l'inventeur* ne l'est pas.

L'inventeur veut la *gloire*, le spécialiste veut le *profit*.

Le *spécialiste* est obséquieux, l'inventeur est *fier*.

Le *spécialiste* demande, *l'inventeur attend*.

Le premier affiche, le second n'affiche pas.

C'est pour cela qu'il faut se méfier du premier, et pas du second ; car l'un ne pense qu'à son intérêt, l'autre n'y pense pas.

Avis à qui de droit.

Ainsi, vous inventeurs UTILES, comprenez votre dignité, et ne souffrez pas qu'un SOT vous appelle *spécialiste*.

35

L'étoffe et l'apprêt. — Quand donc, bon public, jugeras-tu les hommes à leur *étoffe* et non à leur *apprêt* ?

Quand donc comprendras-tu, grand enfant que tu es, que celui qui cherche à t'éblouir par le luxe, les oripeaux, les fanfares, le bruit, les fricots et les rigodons n'a pas autre chose à t'offrir.

Et ce n'est pas cela que tu veux.

Bien souvent, tu le sais, l'enseigne fastueuse prouve qu'il n'y a rien dans la boutique.

36

Remarquez cela. — Je voudrais que l'on prît en considération que je n'obéis pas, en empreignant mon livre d'un vernis de polémique, qui, scientifiquement, ne saurait le faire valoir, à un sentiment d'agression qui n'est d'ailleurs pas dans mon caractère. Lorsque j'ai, dans le cours de ma vie, pris quelqu'un à partie, ce n'a jamais été que pour me défendre contre des injustes attaques. Si l'on *remarque* que malgré la piqûre des parasites, malgré la succion des vers qui me dévoraient, malgré la saleté des mouches qui se posaient sur mes œuvres, j'ai été de longues années sans rien dire, on attribuera ce silence à un dégoût bien profond et à une répulsion bien grande pour toute polémique ou du moins pour toute fustigation, puisque l'un et l'autre m'empêchaient de me servir d'armes, que l'on voit bien que je possédais et que je dédaignais d'employer. Il est d'ailleurs un sentiment qui rend le *contact* insupportable.

Si donc on me voit surmonter ce sentiment et vaincre mon dégoût après mon long silence, on doit l'attribuer à un motif plus légitime que celui d'établir une vaine polémique et cela d'autant plus qu'il ne peut y avoir de polémique avec de pauvres diables qui sont si faibles et si dénués de bonnes raisons qu'ils ne trouvent rien de mieux à faire que de se mettre à plat ventre, de se cacher la figure et de présenter le dos.

Ce métier de frapper sur des gens à terre me déplairait fort, si je n'étais obligé de faire disparaître leurs cadavres scientifiques des voies qu'ils obstruent.

Remarquez donc que si j'agis comme je le fais c'est que j'y suis forcé, que sans cela mes travaux seraient perdus, et mon devoir est d'empêcher qu'ils ne le soient.

Ainsi donc, je ne fais pas de science.

Je balaye.

Et pour pousser le cadavre qui ne se meut pas, il faut un fort balai.

Remarquez cela.

37

Les imbéciles. — Voulez-vous réussir scientifiquement dans ce monde ?

Soyez un imbécile persévérant et obséquieux.

Personne ne se met sur le chemin d'un imbécile, parce que l'on croit qu'il n'arrivera pas.

Et il arrive.

C'est comme l'homme qui marche la nuit ; personne ne le voit, personne ne s'en méfie, et tout le monde le laisse passer.

Dites à cet homme de se munir d'un fallot..... il n'en sera pas de même.

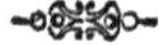

38

Canard sans tête. — L'auteur du *nouveau* procédé féroce vient de publier, en *qualité de curiosité*, qu'un pauvre homme auquel il venait de fendre l'urèthre (il paraît que ce n'était pas beaucoup) avait été se promener avec sa blessure.

On a vu effectivement souvent à l'armée des hommes grièvement blessés marcher longtemps malgré leurs blessures, dont ils mouraient ensuite ; mais j'ai vu moi-même un cas plus extraordinaire que cela.

C'était le cas d'un canard.

Un cuisinier lui avait coupé le cou *radicalement et instantanément* sans le faire *crier* ni *saigner*, et ledit canard, après sa blessure, a non-seulement marché, mais a volé pendant un temps assez long.

Je suis sûr cependant, malgré l'agrément de l'exemple, que si on publiait ce cas pour *attirer les volailles*, il ne se trouverait pas un din-don qui voulût s'offrir au cuisinier, malgré l'avantage de sa *radicalité* et l'attrayant de son *instantanéité*.

39

Les Champs-Élysées. — M. le docteur Maisonneuve dit qu'a-près avoir tranché l'urèthre d'un malade, ce malade s'en est allé pro-mener et pisser dans les Champs-Élysées.

Mais il ne dit pas dans quels Champs-Elysées.

En science, il est toujours mal d'avoir des restrictions mentales.

40

La vase. — Lorsqu'on veut sauter un fossé trop large on tombe dans la vase.

Lorsqu'on est tombé dans la vase, on ne peut se nettoyer.

Lorsqu'on ne peut plus se nettoyer on est sale.

Lorsqu'on est sale, on n'est plus reçu dans les endroits propres.

Ne sautez donc pas les fossés trop larges.

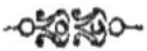

41

Un coup. — En Angleterre, on est tellement curieux de liberté individuelle, et les lois protègent tellement cette liberté, qu'elles lais-sent toute liberté, principalement aux voleurs.

Ici, nous avons aussi cette anomalie, seulement on la voit plutôt dans les institutions que dans les lois.

Par exemple, dans les Académies, tout le monde a le droit de se faire inscrire et de lire des Mémoires, de présenter des instrumens ou toute autre élucubratiou quelconque.

Aussitôt, la presse s'empare de la *co mmunication*, et pour peu que cette presse soit *pressée*, agréablement, la communication vole au bout du monde avec le nom du *communicateur*.

La *communication* peut être rangée dans une classe quelconque, elle peut être ou un larcin, ou un poison, ou une farce. Qu'elle soit l'un ou l'autre, c'est égal, elle parcourt l'espace comme *communication*, et nullement comme *larcin*, comme *poison* ou comme *farce*, et le voleur, l'empoisonneur ou le farceur prend au loin, et même auprès, l'encolure de quelqu'un qui *communique* ; or, cette encolure a toujours de la dignité et de l'épaisseur.

Vous avez beau aller là contre... inutile... ce monsieur a *communiqué*.

On appelle cela *faire un coup*.

Or, les coups rapportent.

C'est pour cela que les voleurs, les empoisonneurs et les farceurs en font.

Ils font *des coups*.   (*Mœurs médicales au XIX*e *siècle*.)

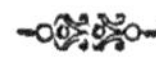

<h1 style="text-align:center">42</h1>

La sangsue scientifique. — On ne saurait trop flétrir celui qui se permet ce genre d'affiche qui consiste à publier de faux *moyens*, de faux *instruments* et de faux *résultats*.

Celui qui s'oublie à ce point, surtout dans une intention de lucre et d'une renommée qui amène ce lucre, est plus bas que celui qui prend la bourse et la santé d'une *seule* personne, car il prend la bourse de *beaucoup* et il empoisonne *beaucoup*. S'il est coupable, en faisant de telles publications, à plus forte raison l'est-il en les faisant *sous le semblant* d'une COMMUNICATION à une Académie, car, d'abord, cette Académie en est déconsidérée, et, ensuite, le poison, accueilli avec plus de sécurité, n'en est que plus dangereux.

On ne trouvera donc pas mauvais que j'appelle d'une manière sérieuse, sur le vilain métier que je signale, l'attention des medecins, qui, peu au fait des moyens de réussir dans ce monde, prennent des affiches pour des moyens chirurgicaux, et en font une application souvent fâcheuse.

Ces industriels sont connus et font assez de bruit pour attirer l'attention et être remarqués. Ce bruit, accompagné d'autres moyens de publicité et de *corruptivité*, car le mot *corruption* a trop d'ampleur pour de si petites choses, font de ces messieurs, dont le public et les médecins ne voient pas les sanglantes ficelles, des hommes pseudo-supérieurs, qui, sans moyens et sans intelligence, attirent la confiance des gens trompés.

J'appelle ces hommes des *sangsues scientifiques*, car ils font de la fausse science pour dévorer les fruits de la vraie.

Un producteur d'idées et de procédés utiles se présente-t-il, aussitôt cette espèce se jette sur ces procédés, les déshonorent s'il ne peut les appliquer, les calomnient pour cacher sa maladresse, ou si elle peut les appliquer, ou elle se les assimile au moyen d'une publicité désordonnée et déloyale, ou, ce qui est pis encore, elle attribue les faits heureux qu'elle obtient clandestinement aux stupides procédés postiches qui lui servirent à l'affiche. Alors ces procédés prennent de la valeur et vont empoisonner la pratique générale. J'ai déjà dit cela autre part, et je le répète pour que cela se sache.

En général, si on demande à cette espèce ce qu'elle a fait pour la science, elle ne peut répondre ; mais, lorsqu'elle va à la pâture, elle est pleine d'aménité, elle salue avec grâce, elle est obséquieuse, elle serre les mains des gens qu'elle ne connaît pas, elle donne à manger, à boire, elle fait danser ; elle publie des ouvrages qu'elle ne fait pas, qu'elle ne lit pas davantage ; si elle a été *inoculée* à un corps, savant ou non, elle réunit autour d'elle de ces hommes ventrus connus sous le nom de *poulardiers*, par l'influence desquels elle soulève des tempêtes, et, comme la lune, détermine les hautes et les basses marées.

S'étudiant elle-même à fond pour pouvoir jauger sciemment le limon des hommes, elle connaît de l'humanité ses faiblesses, sa gourmandise, sa vanité, son orgueil, son indifférence. Elle flatte tout cela, elle cultive ce mauvais terrain et elle en recueille les fruits maudits.

Elle en impose, elle ment, elle est impudente, elle se déshonore, mais de tout cela elle se fait un jeu, elle veut le succès, le succès quand même.

Elle n'a pas de pudeur. A-t-elle un compte à rendre à une Académie, sur un travail, un instrument, elle le modifie, le gâte, et se met en première ligne. L'inventeur, si elle en parle, reste derrière. Paraît-il un ouvrage, la sangsue en amplifie, en fausse, en badigeonne les figures et le texte et se met à la place de l'auteur. Une discussion s'élève-t-elle sur un travail, elle fait des discours ; s'il lui arrive d'être éloquente, elle appelle sur elle l'attention due à l'auteur, du malheureux auteur qui se trouve sucé, amoindri, détérioré, dissimulé. Bien heureux lorsqu'il n'est pas insulté ou moqué, heureux encore s'il n'est pas écrasé par des appréciations ineptes et sans appel, des modifications ignorantes ou des réflexions ridicules.

La sangsue scientifique profite de tout pour grossir son nom, je ne dis pas grandir. Elle profite même des événements politiques.

Alors on la voit courir les rues sur un cheval de carrosse, à la queue duquel elle n'ose encore attacher son nom. Le corps penché et le poing sur la hanche, elle chevauche et cavalcade. Gourmée et balancée, elle ploie sous son mérite. Elle frappe par son ridicule, mais elle frappe. Elle a une puissance éphémère. Elle s'arroge le pouvoir de torturer des blessés pour s'essayer dans une chirurgie commençante et réprimandée. Elle va les chercher au feu aussitôt qu'il est fini. Tribun manqué, elle pérore et fait rire. Elle veut être tout, colonel, député, artilleur, vidangeur, et elle n'est rien, n'arrive à rien et ne sera rien. Elle se plaît dans les troubles, elle cultive le mouvement. Elle sait, pour se débarrasser de qui la gêne, ameuter le peuple en colère. Etre son voisin a son danger. Cette espèce est très-méchante ; elle mord la main qui l'a élevée. Elle est fanfaronne..., mais elle est lâche... En somme, c'est une vilaine bête.

Il y en a de plus douces et de plus gentilles, qui, juchées sur leur butin, grimpent dans les sanctuaires où elles bèlent des lois et pétrissent des règlements. Elles sont gracieuses comme des chattes qui veulent du mou, et, pourvu qu'elles en obtiennent, elles se taisent et tripotent dans l'ombre. Celles-là se bornent à miauler doucement sur tous les tons et sur tous les imprimés ; elles ont l'œil doux et bienveillant, la parole tendre, la bouche en cœur, les favoris en virgule, les cheveux à l'enfant, les violons et les godiveaux tous prêts. Ces bonnes créatures obtiennent ce qu'elles veulent ; mais, ne sachant pas le conserver, elles le laissent moisir. Cette espèce, très-insinuante et très-rampante, se glisse partout.

La sangsue scientifique achète des malades ; elle les échange, elle les brocante. Elle a des agents et des imprimés dans les hôtels, dans les gares, sur les chemins, dans la ville, dans la province, dans les vespasiennes, dans les académies, dans les diligences... partout... jusque dans la maison du confrère.

Elle aime les camouflets, elle les recherche, car, la main sur la joue, elle va se plaindre, gémir, pleurer, et cachant qu'elle fut insolente, voleuse, ou menteuse, elle intéresse à son sort.

Elle paie des écrivains qui, marchands, lui font des écritures ; elle place ces écritures dans les journaux médicaux, ou elle les collectionne sous forme de gros livres. Elle a des journaux à sa solde, des journaux qui mentent et qui mettent sous le boisseau ce qui gêne la sangsue qui paie. Elle *communique* sans cesse.

La sangsue est-elle du jury, elle fait défaut, paie une grosse amende pour faire dire avec éclat qu'elle a été appelée en Chine pour opérer un mandarin. Alors elle se sourit et se congratule en se faisant les ongles, car les imbéciles vont glorifier l'homme rare et l'appeler pour être guéri ! ! ! C'est une manière de sucer.

La sangsue revêt une retenue de parade pour faire contraste avec l'indignation et le mépris qu'elle soulève ; insultante dans ses actes, dans ses détours, dans ses insinuations, dans ses paroles à l'oreille, elle se met à couvert sous le *parlementarisme* médical, elle se cache dans sa robe qui, maculée et souillée de malédiction, déshonore celles qui sont bien portées.

Elle fait des énormités, mais elle est tranquille, car si on les dévoile on ne le croira pas. Elle se couvre de la grandeur de son méfait, elle s'abrite sous la grandeur de son infamie.

Elle fait tout ce qui peut donner du retentissement à son nom, sottises, viles démarches, vols, scandales, tout lui va. Elle tuerait au besoin. Elle sait que tout cela passe, et que le nom reste. Le nom est ce qu'elle veut, car le nom d'un coupable qui retentit et que la justice n'atteint pas, c'est de l'or ! ! !

Vous croyez qu'elle est douée de combativité pour défendre de justes droits ? détrompez-vous ; ses pamphlets sont des affiches. Quelquefois deux sangsues s'injurient, vous le croyez ? détrompez-vous encore ; elles s'assistent, elles se crottent mutuellement pour le bien de leur renommée.

Elle est ignorante ; mais lui fût-il possible de savoir, elle ne le voudrait pas. Le savoir prend du temps à l'affiche, et l'ignorance masquée d'une impudente publicité est un moyen sûr de lucre et de succès.

Elle est sordide, elle est intéressée, et elle entend si bien son intérêt au point de vue marchand, que, s'il lui était profitable d'être honnête, elle le serait ! ! !

Telle est la *sangsue scientifique*.

De même que Praxitèle, je compose ma statue des charmes et des grâces que j'ai recueilli sur plusieurs beautés. Si quelqu'un s'en offense, il peut reprendre sur le tas la guenille qu'il m'a prêtée.

Ecrasons l'infame !

Ecrasons l'impure !

Des lois ! ! des lois ! !

(*Etudes sur les mœurs médicales du 19e siècle.*)

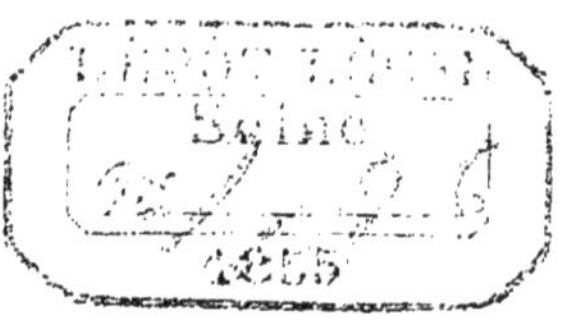

43 (A)

Aux plus justes prix (1er septembre 1855). — M. le docteur Maisonneuve, le lénitif auteur du nouveau et troisième *procédé féroce,* M. Syme ayant le n° 1 et M. Reybard le n° 2, n'a pas compris, malgré tous les quolibets qui viennent de l'assaillir, qu'il se montrait peu sérieux et peu digne : 1° en appelant *guérison* une *incision* qui, quelque profonde qu'elle soit, ne peut mériter sous ce prétexte et *ipso facto,* le nom de *guérison* ; 2° en donnant le nom de *radicale* à une prétendue *guérison,* non étayée de la sanction du temps, ce qui équivaut à faire un civet de lièvre sans lièvre, et 3° en appelant cette prétendue guérison *guérison instantanée,* ce qui équivaut à dire qu'une balle arrive nécessairement au but, parce qu'elle sort instantanément du mousquet.

L'ensemble constituant le tour de force d'avoir concentré en trois mots un triple non sens, dont *Jeannot,* d'inversive mémoire, eût été à juste titre... triplement jaloux...

M. le docteur Maisonneuve vient donc de faire imprimer à ses frais (car les typographes bénévoles et gobe-mouches en ont assez, et ceux qui vendent ne sont plus payés) son élucubration commerciale avec son titre *trijeanotique,* en y ajoutant, comme *compendium,* les fameux faits qui firent tant rire la Société de chirurgie ; ces faits, accrus de deux, *ejusdem farinæ,* sont maintenant parvenus au nombre de quelques-uns, sans compter d'autres cas inédits et inconnus des profanes, qui sont nécessairement des succès qu'on ne publie pas par modestie, le tout en pleine voie de *radicalité,* après avoir passé avec bonheur à travers les douceurs de l'*instantanéité* sans *crier* ni *saigner*... et souvent malheureusement sans *pisser.*

Seulement, comme nous l'avions PRÉVU, M. le docteur Maisonneuve se garde bien de publier où DEMEURENT ses bienheureux guéris, qu'il envoie pisser, homme prudent et de science qu'il est, dans des Champs-Élysées quelconques, après leur avoir fait cadeau du baiser d'un lythotome. Il faut donc croire M. le docteur sur parole, ce que assurément chacun, en considération des franches allures de notre confrère, ne manquera pas de faire. Il n'y a pas de doute d'ailleurs que tous ses téméraires pissent fort bien, car d'abord, notre confrère l'affirmerait au besoin, et si d'ailleurs ils ne pissaient pas bien, il s'emp:esserait de nous en instruire *radicalement* et *instantanément.*

La publication de l'auteur du *nouveau procédé féroce* est très bien im-

<hr>

(A) Pour faire suite aux ÉCLAIRCISSEMENTS *sous diverses formes* placés à la fin des deux ouvrages, le 1er intitulé : *De la guérison immédiate des rétrécissements de l'urèthre, des blennorrhées invétérées coexistantes et sur le danger des bougies;* le 2e intitulé: RÉTRÉCISSEMENTS DE L'URÈTHRE. *L'état de la science dévoilé à l'occasion* D'UN NOUVEAU PROCÉDÉ FÉROCE avec un court mémoire pour servir d'antidote, par le baron Heurteloup, chez Labé, place de l'École-de-Médecine.

1855

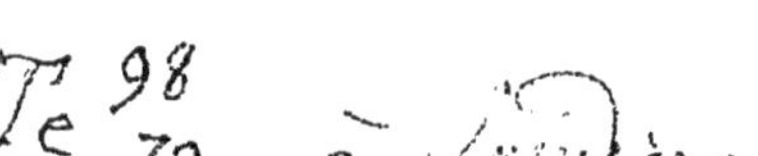

primée, en très gros caractères, pour pouvoir être lue par les gens à lunettes et par tous les yeux indifféremment, myopes ou presbytes.

Elle est ornée d'une planche singulière au premier abord, mais appétissante en cela qu'elle représente une foule d'instruments, vieux fonds de coutellerie, ornés d'une queue et accommodés au vermicelle, dont cependant M. Maisonneuve n'a pas fait la pâte. Cette planche donne la réjouissante idée qu'il n'est pas un seul moyen de passer le Rubicon et par l'épreuve de la *radicalité* et de l'*instantanéité*. Cela est consolant et attrayant, et vous donne la pensée d'être à une table splendide où l'on peut choisir les plats. C'est à se lécher les lèvres.

Comme, assurément, M. le docteur Maisonneuve ne fait pas sa publication pour montrer sa science, son esprit, son jugement et sa soumission à l'opinion générale qui, du reste, l'a déjà fait mettre en pleine retraite en abandonnant ses canons et sa chemise, ce qui le rend peu décent pour faire ce qu'il fait, c'est-à-dire se présenter en personne, comme une marchande de plaisirs, au public rétréci, nous pensons qu'il confectionne cette publication dans un autre but, et comme ce but est le secret de Polichinelle, nous ne risquons pas d'être indiscret.

Nous donnons donc, avec autant d'empressement que de plaisir, l'adresse et les heures de notre confrère estimé, bien persuadé qu'il nous saura gré de notre assistance et nous pardonnera par reconnaissance nos petites méchancetés, que nous ne faisons d'ailleurs, et il le sait bien, qu'en qualité de contre-poison et dans l'intérêt général.

L'auteur du *nouveau procédé féroce* demeure rue de l'Université, **25**. On le trouve tous les jours chez lui, plein d'espoir et d'impatience, de deux à quatre heures.

Il fend *instantanément* et *radicalement* les urèthres qui laissent passer des bougies, et entreprend avec plaisir et bonheur les autres cas désespérés... quels qu'ils soient... dans l'espérance du gros lot.

Aux plus justes prix... Avec remise.

44

L'égoïste. — Mais cependant, c'est pourtant bien flatteur de convaincre les gens, et puisqu'on demande seulement à l'auteur du troisième procédé féroce de mettre ses malades lythotomisés sous les yeux du public, ce à quoi ils ne se refuseraient certainement pas, étant malades d'un hôpital, pourquoi donc ne le fait-il pas ? Certainement il est enchanteur d'avoir de la candeur dans la physionomie, et de se sentir d'étoffe à être cru sur son dire, mais il me semble que, précisément parce qu'on se sent cette haute respectabilité, on doit avoir à cœur de la conserver, et de confondre une société de chirurgie malavisée et de mauvais goût, qui s'avise de vous rire au nez.

Si j'étais l'auteur du troisième procédé féroce, je donnerais pour confondre ces gens-là, les noms, les adresses, les rues, les numéros de mes malades ; je les ferais daguerréotyper, lythographier, encadrer ; je les ferais plutôt confire que de ne pas être prêt à les montrer à la première réquisition.

Eh bien ! pas du tout, M. le docteur les garde pour lui seul, les admire lui tout seul, s'abandonne dans l'isolement, à contempler les hommes heureux qu'il a faits, *radicalement et instantanément*, il se laisse bénir dans l'ombre, quand il serait si doux d'être béni au soleil.

Oh ! docteur, vous êtes un égoïste.

Vous avez bien des qualités, mais ce défaut les gâte toutes.

Voyons, ne faites donc pas l'enfant, donnez-nous donc les adresses de ces malades.

Qu'est-ce que cela vous fait ?

S'ils sont guéris... et s'ils pissent

Radicalement et *instantanément*.

—◦✻◦—

45

Comment fera-t-on ? — Mais au fait, M. le marquis d'Argenteuil, de souffrante mémoire, a institué un prix pour récompenser l'auteur du travail qui aura fait faire les plus grands progrès à l'art de traiter les *rétrécissemens de l'urèthre*, et de guérir conséquemment ceux qui souffrent de cette cruelle infirmité.

Le prix qui écheoit toutes les six années aboutit précisément à l'année prochaine.

Ah ! ça, mais cela implique deux choses chez un grand nombre de personnes :

1° D'avoir été opérées ;

2° D'avoir été guéries.

On trouvera bien un chirurgien qui a opéré, mais où trouvera-t-on le chirurgien qui a guéri ?

Pour prouver la guérison, ne faut-il pas du temps, et ne faut il pas avoir les opérés sous les yeux.

Comment fera-t-on donc, si les malades n'ont pas été opérés depuis longtemps, et s'ils ne sont pas depuis longtemps sous les yeux des médecins.

Comment fera-t-on ?

Fera-t-on comme ci-devant ?

L'auteur du troisième procédé féroce qui, alléché, s'est inscrit pour le concours afin de percevoir à l'échéance, voit donc qu'il a tort, dans son intérêt, de ne pas mettre ses succès en lumière et ses malades au grand jour.

Et il me paraît que c'est dommage.

Car évidemment il aura un prix s'il se fait croire,

Instantanément et radicalement.

46

Mais pourquoi se faire croire? — Cela est-il bien nécessaire? est-ce que c'est à celui qui guérit des malades que le prix doit être
donné? Si cela était, on s'occuperait d'abord de savoir qui guérit des malades, et on ne refuserait pas de constater si des malades ont été guéris.

On ne se refuserait pas à constater des faits.

Or, dans le fait d'un rétréci guéri, il y a deux choses :

1° Le rétablissement de la faculté qu'il a perdu ;

2° La persistance de ce rétablissement.

Or, nous avons voulu donner à l'Académie les preuves que nous
rendions *immédiatement* la faculté perdue.

Elle n'a pas voulu le constater.

Nous avons mis les malades sous ses yeux, comme sous les yeux du
public, afin de faire constater la persistance du rétablissemeut, ou du
moins à quel degré ce rétablissement persiste.

Quoi de plus honnête et de plus logique ?

Et si cela est honnête et logique, pourquoi n'est-ce pas imité ?

Ne voudrait-on pas de ce qui est honnête et logique.

Faites connaître vos moyens, me dit-on.

A cela je réponds, qu'on me les voleraient, ou qu'on me les gâteraient.

Parce que ceux que j'ai déjà montré, on me les a volés et on me les
a gâtés.

On me riposte :

Billevesées.

Et on me riposte cela, en pleine caverne, les poches remplies de
larcins à moi faits, les mains d'autrui encore dans ma propre poche,
et ma main sur la main du voleur... du voleur qui récidive.

Ce n'est donc pas billevesées, comme vous dites.

Car si ce que je dis n'était pas sérieux, on ne verrait pas une société
entière aider à la chose.

C'est épidémique et pas académique.

Vous voyez bien qu'il est plus prudent de commencer par la constatation des faits.

Or, être prudent, c'est une qualité.

Pourquoi me la reprochez-vous ?

N'aimez-vous donc pas qu'on ait des qualités?

Du reste, tout ce que je vous dis-là, c'est pour causer, car il n'est
pas clair que je puisse concourir sans danger pour mon œuvre.

Je vous dirai pourquoi.

Paris. — Imp. de E. Brière et Ce, rue Ste-Anne, 55.

TABLE DES MATIÈRES.